临床新药手册

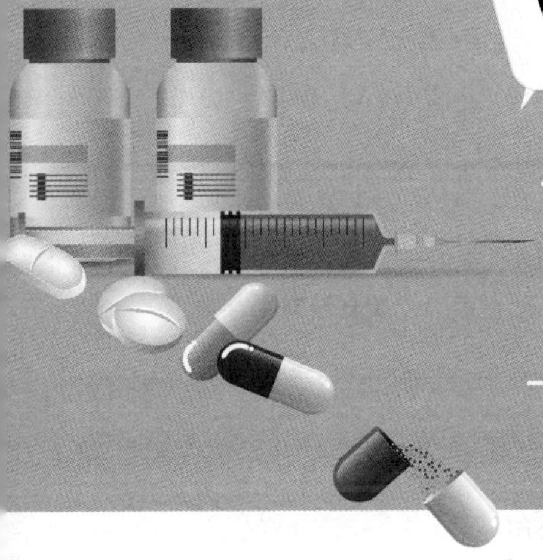

常用品　新剂型　用药须知

主　编◎周世芳
副主编◎王　娜　孙云之　焦　艳
主　审◎王开贞

同济大学出版社
TONGJI UNIVERSITY PRESS
·上海·

内容提要

本书根据药学专业、老年保健与管理专业、医学检验技术专业的教学要求编写而成。全书共18章，简要地介绍了临床常用的一些新药在临床应用过程中的不良反应及注意事项、药物相互作用、禁忌证，系统地介绍了临床常用新药的药理作用、作用机制和临床应用，并列出了药物的制剂和用法。本书强调先进性、实用性，重点突出。

本书适用于高职高专相关院校药学专业、老年保健与管理专业、医学检验技术等相关专业的学生辅助选修使用，也可供相关人员参考借鉴。

图书在版编目(CIP)数据

临床新药手册 / 周世芳主编. -- 上海：同济大学出版社，2022.12

ISBN 978-7-5765-0515-3

Ⅰ. ①临… Ⅱ. ①周… Ⅲ. ①新药—手册 Ⅳ. ①R97-62

中国版本图书馆 CIP 数据核字(2022)第 233352 号

临床新药手册

主　编　周世芳　**副主编**　王　娜　孙云之　焦　艳　**主　审**　王开贞

责任编辑　任学敏　**助理编辑**　竺奕辰　**责任校对**　徐春莲

封面设计　渲彩轩

出版发行　同济大学出版社　www.tongjipress.com.cn

(地址:上海市四平路 1239 号　邮编:200092　电话:021-65985622)

经　　销　全国各地新华书店

印　　刷　启东市人民印刷有限公司

开　　本　889 mm×1194 mm　1/32

印　　张　5.75

字　　数　155 000

版　　次　2022 年 12 月第 1 版

印　　次　2022 年 12 月第 1 次印刷

书　　号　ISBN 978-7-5765-0515-3

定　　价　32.00 元

临床新药手册

编 委 会

主　　审　王开贞

主　　编　周世芳

副 主 编　王　娜　孙云之　焦　艳

编写人员　（以姓氏笔画为序）

王　娜　王开贞　王学屏

车建玲　孙云之　杨小琴

吴　彬　周世芳　焦　艳

蔡秀婷　魏　玮

前言

习近平总书记在党的二十大报告中阐述过去五年的工作和新时代十年的伟大变革时指出，要推进健康中国建设，把保障人民健康放在优先发展的战略位置，完善人民健康促进政策。生物医药产业是关系国计民生和国家安全的战略性新兴产业。近年来，我国生物医药产业驶入发展“快车道”，秉持守正创新、坚持不懈的理念，近千款新药进入临床应用，越来越多的新药开展国际多中心临床试验，获批新药日渐增多。本书主要介绍近年的临床常用新药，旨在为医药行业人才培养，健康中国建设作出应有的贡献。

本书编写团队以对《药理学(第8版)》进行的研究和对临床用药进行的调研结果，作为本书编写的重要参考。本书编写团队采纳临床一线的用药调研结果，体现了校企合作、产教融合、校企共同开发教材的职业教育办学理念，使教材对药物的取舍更贴近临床用药实际。本书在编写过程中，坚持教材内容与基层医疗机构预防、诊断、治疗、康复、保健需求无缝对接，与执业岗位素质、知识和能力目标无缝对接，与医学研究前沿新药物、新理论、新技术无缝对接。

本书共18章，主要针对《药理学(第8版)》中没有收载的临床常用新药予以补充，以新药的研发概述为主线，重点介绍拟胆碱药、麻醉药、抗精神失常药、解热镇痛抗炎药、抗心律失常药、抗动脉粥样硬化药、降血糖药、人工合成抗菌药、抗结核药、抗病毒药、抗真菌药、抗恶性肿瘤的新药物等，以期解决药理学教材收载的药物与临床应用的药物不够一致的问题，以增加教材的适用性。

本书收录药物的剂量和用法仅供临床用药参考，不具备法律效力。

本书的编写得到了山东圣翰财贸职业学院领导的大力支持，王开贞副校长兼任了本书的主审，做了大量的工作。在本书出版之际，编写团队谨向支持和指导本书编写的各位领导、临床一线专家、同仁表示崇高的敬意和衷心的感谢！本书编写中还参考了国内外有关药物的药典和专著，在此同时向各位作者表示衷心的感谢！

当代药理学的发展日新月异，鉴于编者的编写经验有限，本书在编写过程中难免会有不足之处，敬请广大读者予以批评指正。

周世芳

2022年10月

目录

第一章

新药概述

学习目标

1. 了解新药的研究与开发。
2. 熟悉新药研发过程中的新技术。

第一节　新药的研究与开发

人类的发展总是与药学的发展相伴而行，因而从某种意义上说，人类的文明史也是药学的发展史，不同历史时期的药学发展在一定程度上也反映了一个国家高新技术的发展状况。解决人民基本用药问题，满足人民基本用药需求，是推动落实“健康中国”战略规划和实现“人人享有基本医疗卫生服务、提高全民健康水平”战略目标的重要内容和关键步骤。

新药的研究开发和生产，在国民经济建设中具有举足轻重的地位。由于国家政策的支持，我国的药学产业正在成为发展最活跃的产业，新药研发进展可谓日新月异。一种有效新药的诞生，不仅能从根本上改变某种疾病的治疗状况，而且标志着国家制药工业的发展水平。为了满足日益增长的社会医疗保健需求，我们需要不断地研发疗效更好，安全性更高的新药。特别是针对严重威胁人类生命的各种疾病，寻找有特殊疗效的药物，是一项艰巨的任务。

新药研究与开发是一项高技术、多学科、高投入、高风险、长周期且复杂的系统工程，要研发出疗效好、安全性高的新药，要做到以下六点。

1. 国家重视创新药物的研究

在新药研究与开发工作中，国家对新药研究与开发的特点及其在整个国计民生中的地位和作用要有充分的认识和足够的重视。

2. 建立完善的创新药物研究与开发体系及专业的人才队伍

新药研究与开发涉及很多学科和专业，需要化学和生物等学科互相配合。化学方面涉及药物合成、药物分析、制剂等学科；生物方面涉及药理、毒理、生物化学、代谢、病理、微生物和寄生虫等学科；还要有临床相关学科参加验证。此外，为使实验数据准确可靠，实验动物的质量必须得到保证。

创新药物研究与开发队伍相关学科专业不仅要齐全，人员还要精干。既要有全盘规划和技术组织领导人，也要有各个学科专业的学术带头人；既要有一定水平的技术骨干，也要注意培养青年技术人员；既要有统一规划，也要有具体分工，相关人员应发挥各自的积极性和主观能动性，为了共同目标而努力奋斗。

在新药研究与开发的初期，药物合成和药物筛选的关系密切，因此，科研人员更要相互学习，取长补短；从各自学科专业知识出发，提出设想和规划，共同讨论协商，使之目标一致；遇到问题，共同研究解决；遇到困难，相互支持和鼓励。只有长期共事，彼此了解，才能默契配合，工作才容易取得成效。

3. 加大研究与开发投入

一个创新药物的产生来之不易，科研人员既要进行艰苦的脑力劳动，又要进行繁重的体力劳动，往往要合成、筛选成千上万个化合物，才有可能发现有临床应用价值的新药。所以新药研发需要投入大量的时间、人力、物力和财力，才能跟上时代的发展和满足人民对卫生事业的要求。

4. 建立一批符合国际标准的研究开发中心和重点实验室

国家要重点扶植具有一定条件的大型企业或企业集团、科研院所，按照国际标准建立新药研究中心、专业实验室、中试基地、实验动物研究中心、新药研制开发中心、安全评价中心和临床药理研制中心等。

5. 大力研究与开发生物技术药物

生物技术是现代“生命科学”的重要组成部分，是该学科在产业方面的应用。生物技术是对生物化学、微生物学、遗传学和化学工程学等知识和技术的综合应用。

国外许多医药企业竞相利用生物技术的先进性，研究与开发生物药品。生物技术产品已经成为新药主要来源之一，其所占比重将日益增加，国家要大力研究与开发生物技术药物。

6. 注重对未来新药的研究发现

一方面，人类社会健康发展需要不断研究与开发出治疗多种威胁人类生命健康的疾病的新药物。即使在科学技术高速发展的今天，很多疾病，如某些恶性肿瘤、艾滋病等疾病也无有效治疗药物。因此，不断地研制与开发新药尤为重要。

另一方面，仅从近年来耐药性感染疾病不断增加的趋势来看，人类也有必要不断加大新药研究与开发的力度。在所有能够成为药物来源的自然资源中，海洋资源极具开发潜力。国际上对海洋药物的研究始于 20 世纪 70 年代，海洋生物系统是一个潜在的未来新药来源的宝库已成为一种共识。

随着科学技术的发展与人类保健事业需求的增长，药品已成为一类供人们防病治病与提高生活质量并不断“推陈出新”的特殊商品。医药产业也已成为全球利润增长最快、发展最稳定的十大行业之一，并被称为“永远的朝阳产业”。

知识经济的到来，给我国医药工业的发展，特别是新药研究与开发，带来了巨大压力，同时也带来了无数的机遇。面对 21 世纪中国可持续发展的要求，医药工业必须依靠技术进步满足人民用药需求，进而在国际市场上占有一席之地，完成从药学大国到药学强国的转变。

第二节　药物研发常用技术

1. 相对密度测定法

组成一定的药品具有一定的相对密度，当其组分或纯度改变时，相对密度亦随之改变，测定相对密度，可以鉴别或检查药品的纯杂程度。相对密度测定法有两种，即比重瓶法和韦氏比重秤法。一般用比重瓶法，采用此法时的环境温度应略低于 20℃或各品种项下规定的温度。测定易挥发液体的相对密度时，宜采用韦氏比重秤法。

2. 维生素 D 测定法

本法系用高效液相色谱法测定维生素 D（包括维生素 D_2 和维生素 D_3）及其制剂、维生素 AD 制剂或鱼肝油中所含维生素 D 及前维生素 D 经折算成维生素 D 的总量，以单位表示，每单位相当于维生素 D 0.025 μg。测定应在半暗室中及避免氧化的情况下进行。

3. 溶出度与释放度测定法

溶出度系指在规定条件下，活性药物从片剂、胶囊剂或颗粒剂等普通制剂中溶出的速率和程度，在缓释制剂、控释制剂、肠溶制剂及透皮贴剂等中也称释放度。溶出度和释放度是控制固体制剂产品质量的有效指标，它可用于评价药物质量，指导新剂型的发展，以及在制剂工艺改变后确保产品质量和疗效，并可以预测制剂在体内的生物利用度情况和评价制剂均匀度。

4. 农药残留量测定法

本方法系用气相色谱法和质谱法测定药材、饮片及制剂中部分有机氯、有机磷和拟除虫菊酯类农药的残留量。

5. 真菌毒素测定法

本法适用于药材、饮片及中药制剂中黄曲霉毒素 B_1、B_2、G_1、G_2，赭曲霉毒素 A，呕吐毒素，玉米赤霉烯酮等的测定。

第二章

拟胆碱药

学习目标

1. 素质目标：能与患者及其家属进行沟通，并具有正确进行拟胆碱药用药宣讲的能力。

2. 知识目标：掌握盐酸羟甲唑啉的药理作用、注意事项；熟悉盐酸羟甲唑啉的临床作用及不良反应。

3. 能力目标：具备根据适应证合理选择盐酸羟甲唑啉处理不良反应的能力。

拟胆碱药是一类与胆碱能神经递质乙酰胆碱(acetylcholine，ACh)作用相似的药物，按其作用方式的不同，可分为能直接激励胆碱受体的药物和具有抗胆碱酯酶作用的药物，后者能间接引起胆碱能神经的兴奋。本类药物被人体吸收后一般能使心率减慢、瞳孔缩小、血管扩张、胃肠蠕动及分泌增加，因而临床上用于治疗青光眼、肠麻痹、血管痉挛性疾病等。

盐酸羟甲唑啉(粉雾剂/喷鼻液)

【概述】

盐酸羟甲唑啉,是一种有机化合物,属于唑啉类衍生物,化学式为 $C_{16}H_{25}ClN_2O$,是具有收缩血管作用的拟交感神经药物。

【药理作用】

盐酸羟甲唑啉为唑啉类衍生物,是具有收缩血管作用的拟交感神经药物,具有作用迅速、疗效相对持久以及反跳性倾向较低的特点。

【作用机制】

盐酸羟甲唑啉具有直接激动血管 α_1 -受体(突触后受体)而引起血管收缩的作用,从而可以减轻炎症所致的充血和水肿。

【临床应用】

用于缓解过敏性结膜炎、非感染性结膜炎的眼部症状以及消除由过敏、干眼、游泳、烟雾、隐形眼镜、疲劳等因素所引起的眼部充血;治疗急慢性鼻炎、鼻窦炎、过敏性鼻炎、肥厚性鼻炎等。

【不良反应及注意事项】

1. 喷雾过频易致反跳性鼻充血,久用可致药物性鼻炎。应严格按推荐用量使用,连续使用不得超过 7 d。

2. 少数患者用药后有轻微烧灼感、针刺感、鼻黏膜干燥以及头痛、头晕、心率加快等反应。

3．偶见过敏反应。不能散瞳的患者(如闭角型青光眼及重度窄角的患者)及对该药成分过敏的患者禁用。

4．未经控制的高血压、心律失常、糖尿病、甲亢以及正在全身应用单胺氧化酶抑制剂的患者慎用。

【药物相互作用】

1．使用本品时不能同时使用其他收缩血管类滴鼻剂。

2．如正在服用其他药品，使用本品前请咨询医师或药师。

【禁忌证】

1．萎缩性鼻炎及鼻腔干燥者禁用。

2．孕妇及 2 周岁以下儿童禁用。

3．正在接受单氨氧化酶抑制剂(如帕吉林、苯乙肼、多塞平等)治疗的患者禁用。

制剂与用法

盐酸羟甲唑啉　10 mL：5 mg；每瓶 80 喷；每喷主药含量为 50 μg。成人和 6 岁以上儿童，1 次单侧 1～3 喷，早晨和睡前各 1 次。

思考题

1. 盐酸羟甲唑啉主要用于治疗哪些疾病？
2. 盐酸羟甲唑啉的不良反应有哪些？

本章小结

拟胆碱药是一类与胆碱能神经递质 ACh 作用相似的药物，盐酸羟甲唑啉主要激动血管 α_1 -受体，主要用于治疗过敏性结膜炎、非感染性结膜炎、急慢性鼻炎、鼻窦炎、过敏性鼻炎及肥厚性鼻炎等。

第三章

麻　醉　药

学习目标

1. 素质目标：具有正确进行麻醉药用药宣讲的能力。

2. 知识目标：掌握盐酸奥布卡因、盐酸纳布啡注射液的适应证和用法用量；熟悉盐酸奥布卡因、盐酸纳布啡注射液的药理作用、不良反应及注意事项。

3. 能力目标：具备根据适应证合理选择麻醉药及正确处理不良反应的能力。

麻醉药是指能使整个机体或机体局部暂时、可逆性失去知觉及痛觉的药物。最早有华佗的麻沸散，可局部麻醉，疗效甚好。麻醉药分全身麻醉药和局部麻醉药两种。全身麻醉药由浅入深抑制大脑皮层对传入刺激的反应，使人神志消失。局部麻醉药对神经的膜电位起稳定作用或降低膜对钠离子的通透性，阻断神经冲动的传导，起局部麻醉作用。

盐酸奥布卡因

【概述】

盐酸奥布卡因一般指盐酸丁氧普鲁卡因，是一种高效的、用于表面麻醉的酯类局部麻醉药。常用其盐酸盐，在相同浓度下，使用盐酸奥布卡因进行结膜卜麻醉时的刺激性比丁卡因小。

【药理作用】

盐酸奥布卡因是一种作用迅速、扩散面广、对组织穿透力强及毒性低的新型表面麻醉剂。滴入眼内平均 24 s 发生作用，无痛持续时间为 10～20 min。不影响瞳孔直径、瞳孔调节功能、光觉及眼压。对角膜上皮的毒性和损伤极小，术中很少引起角膜上皮浑浊。对结膜、角膜、巩膜、虹膜和睫状体均有麻醉作用。

【作用机制】

盐酸奥布卡因是一种局部麻醉药，表面麻醉作用强，与神经细胞膜钠通道内侧受体结合，从而阻止钠离子内流，产生局麻作用。

【临床应用】

用于各科检查、处置、小手术的表面麻醉和润滑止痛。

【不良反应及注意事项】

1. 心血管系统：使用 0.4%溶液滴眼时出现窦性心动过缓症状。

2. 中枢神经系统：经静脉给药时对中枢神经系统有抑制作用。

3. 消化系统：偶见恶心、呕吐和吞咽困难，尤其是用于黏膜表面麻醉时。

4. 呼吸系统：在时间较长的支气管镜检查时使用本品 1% 溶液进行局部麻醉，对循环系统没有影响，但可降低动脉氧分压，并持续 30 min 以上。

5. 眼：本品溶液滴眼时可出现眼部烧灼感，随时间推移症状逐渐缓解。本品 0.4%或 1%溶液误入眼球前房可引起纤维蛋白性虹膜炎和中度的角膜肿胀。

6. 其他：罕见过敏反应(包括肺水肿)。反复或长期用药可导致耐药。

本品的全身毒性与丁卡因相似，可引起过敏反应和休克，但在相同浓度时，其对结膜的刺激性比丁卡因小。仅限于在医疗监护下短期使用，不可交付患者自行使用，也不可长期或频繁使用。使用本品溶液滴眼的同时应按压泪囊，防止药物经鼻泪管进入鼻腔，以减少药物的全身吸收。这一点对儿童尤其重要。

【药物相互作用】

1. 对血管收缩剂有过敏史者，有高血压、甲状腺功能亢进症、糖尿病、血管痉挛性疾病的患者和动脉硬化、心功能不全者，使用盐酸奥布卡因时，不能合用血管收缩剂(如肾上腺素、去甲肾上腺素等)。

2. 对于已应用过环丙烷、氟烷等半抗原吸入式麻醉药者，以及正在服用三环类抗抑郁药者，联合使用盐酸奥布卡因和血管收缩剂时要慎重。

【禁忌证】

对本品过敏者禁用。

盐酸纳布啡注射液

【概述】

盐酸纳布啡注射液为二类精神药品，是一种阿片受体激动-拮抗型强效镇痛药。作为复合麻醉时诱导麻醉的辅助用药，其镇痛作用、作用开始时间和持续时间基本类似或稍弱于吗啡。

【药理作用】

肌内注射盐酸纳布啡，吸收迅速，30 min 后血药浓度达峰值，与血浆蛋白的结合率为 60%～70%，主要经肝脏葡萄糖醛酸化后随尿及胆汁排出，少量药(7%)以原型从尿中排泄。盐酸纳布啡的消除半衰期为 3～6 h。其对呼吸的抑制作用与等量吗啡相同，但有封顶效应。药效持续时间较短，对心血管的影响轻微。

【作用机制】

盐酸纳布啡是一种强效镇痛剂。受体研究显示，纳布啡能与 μ、κ 和 δ 受体结合，而不与 σ 受体结合，纳布啡为 κ 受体激动剂/μ 受体部分拮抗型镇痛药。盐酸纳布啡的阿片拮抗作用为烯丙吗啡的 1/4、喷他佐辛的 10 倍。盐酸纳布啡在剂量等于或低于其镇痛剂量时具有很强的阿片受体拮抗作用。

【临床应用】

缓解中至重度疼痛，也可作为复合麻醉时诱导麻醉的辅助用药。

【不良反应及注意事项】

最常见的不良反应为镇静。其他的不良反应包括：多汗、恶心、呕吐、眩晕、口干和头痛。本品作为全麻辅助用药时，必须由经过专业静脉麻醉训练的麻醉师给药，并及时处理在使用该药过程中出现的阿片类药物对呼吸的抑制问题。事先准备好盐酸纳洛酮注射液、复苏和插管装置、给氧装置等以防不测。

1. 在情绪不稳或有阿片类药物滥用史的患者使用本品过程中，应注意观察。对此类患者长期用药时应严密监测。

2. 对从事有潜在危险性的工作，如驾驶、操作机器者，纳布啡会对其精神、体力带来一定影响。因此，上述工作者使用本品时应慎重，避免产生危险。

【药物相互作用】

盐酸纳布啡与吩噻嗪类、镇静催眠药、单胺氧化酶抑制剂、三环抗抑郁药、抗组胺药等合用，可增强盐酸纳布啡的镇静、镇痛和呼吸抑制的作用。盐酸纳布啡与单胺氧化酶抑制剂合用会产生严重的、致命的不良反应，如需合用，应停用单胺氧化酶抑制剂 14 d 后，才可使用盐酸纳布啡。氟烷可使盐酸纳布啡的呼吸抑制作用更明显。抗胆碱药与盐酸纳布啡合用，会拮抗盐酸纳布啡所导致的呼吸抑制作用。多巴胺与盐酸纳布啡合用，会降低盐酸纳布啡的镇痛作用。盐酸纳布啡可增强香豆素类药物的抗凝血作用。盐酸纳布啡与西咪替丁合用，可能会引起呼吸暂停、精神错乱、肌肉抽搐等不良反应。盐酸纳布啡可兴奋脊髓，与中枢兴奋药，如戊四氮、二甲弗林等合用，会引起惊厥。

【禁忌证】

对盐酸纳布啡或本品中其他成分过敏者禁用。

制剂与用法

盐酸奥布卡因

（1）成人：①眼科小手术表面麻醉：常用本品 0.4%溶液。进行眼压测定时，可滴入 1～2 滴；佩戴角膜接触镜时，滴入 2 滴；角膜上皮异物清除或小手术时可滴入 3～4 滴。每两滴之间应间隔 30～90 s 并先后滴入结膜囊内，用量可根据年龄、体质适当增减。②耳鼻喉科表面麻醉：使用本品 1%的溶液，最大用量为 1.5 mg/kg。时间较长的支气管镜检查，可将本品 1%的溶液通过气管导管送入左、右主支气管内进行表面麻醉，用药总量为 10 mL，分 3 次送入。

（2）儿童：儿童使用本品 0.4%溶液滴眼 2 滴，用于斜视手术的表面麻醉，可获得良好的麻醉效果。

盐酸纳布啡 2 mL：20 mg；诱导麻醉时，盐酸纳布啡的用量为 0.2 mg/kg，应在 10～15 min 内静脉输注完成。在使用盐酸纳布啡注射液过程中，若出现呼吸抑制现象，可用阿片受体拮抗剂纳洛酮逆转。

思考题

1. 举例说明常见的全身麻醉药和局部麻醉药。
2. 简述盐酸奥布卡因的不良反应及注意事项。
3. 简述麻醉药的主要作用机制。

本章小结

麻醉药是指能使整个机体或机体局部暂时、可逆性失去知觉及痛觉的药物。盐酸奥布卡因是对组织穿透力强且毒性低的新型表面麻醉剂，主要用于各科检查、处置，小手术的表面麻醉和润滑止痛。盐酸纳布啡是一种强效镇痛剂，为 κ 受体激动剂/μ 受体部分拮抗型镇痛药，主要用作复合麻醉时诱导麻醉的辅助用药。

第四章

抗精神失常药

学习目标

1. 素质目标：能与患者及家属进行沟通，开展用药咨询服务和健康教育，并能指导患者合理用药。

2. 知识目标：掌握阿立哌唑口溶膜、盐酸美金刚口溶膜适应证和用法用量；熟悉阿立哌唑口溶膜、盐酸美金刚口溶膜药理作用、不良反应及注意事项。

3. 能力目标：具有根据患者不同症状正确选择抗精神失常药、防止不良反应的能力。

精神失常是以由许多原因引起的精神活动障碍为特征的一类疾病，表现为知觉、思维、智能、情感、意志和行为等方面的障碍。治疗这些疾病的药物称为抗精神失常药，共分为四类：抗精神病药、抗躁狂药、抗抑郁药和抗焦虑药。

阿立哌唑口溶膜

【概述】

阿立哌唑口溶膜，用于治疗各种类型的精神分裂症。国外临床试验表明，本品不仅对精神分裂症的阳性和阴性症状均有明显疗效，也能改善伴发的情感症状，降低精神分裂症的复发率。

【药理作用】

本品是一种新型的非典型抗精神分裂症药物，对多巴胺(dopamine，DA)能神经系统具有双向调节作用，是DA递质的稳定剂。本品口服后血药浓度达峰时间为3～5 h，半衰期为48～68 h。去氢阿立哌唑为主要活性代谢物。

【作用机制】

本品与D2、D3、5-HT1A和5-HT2A受体有很高的亲和力，通过对D2和5-HT1A受体的部分激动作用及对5-HT2A受体的拮抗作用来产生抗精神分裂症作用。

【临床应用】

1. 治疗精神分裂症。

2. 用于双相Ⅰ型情感障碍的躁狂发作或混合发作急性期或维持期的治疗。

3. 用于治疗与自闭症相关的易激惹性。

4. 用于辅助治疗重性抑郁障碍。

5. 用于治疗发声和多种运动联合抽动障碍。

6. 用于治疗与精神分裂症或双向障碍躁狂相关的激越。

【不良反应及注意事项】

常见的不良反应：胃肠道功能紊乱，如便秘、消化不良、恶心、呕吐；头痛、乏力、焦虑失眠、困倦、视物模糊、直立性低血压。

注意事项如下。

1. 体位性低血压。慎用于心血管疾病（心肌梗死、缺血性心脏病、心脏衰竭或传导异常病史）患者、脑血管疾病患者或诱发低血压的情况（脱水、血容量过低和降压药治疗）。

2. 癫痫发作。与其他抗精神病药一样，阿立哌唑应慎用于有癫痫病史患者或癫痫阈值较低的情况（如：阿尔茨海默病性痴呆）。癫痫阈值较低的情况在 65 岁以上人群中较常见。

3. 潜在的认知和运动损害。可能会损害判断、思考或运动技能，应提醒患者服药后谨慎驾驶汽车。

【药物相互作用】

阿立哌唑口溶膜与其他作用于中枢的药物或乙醇合用时，会增强中枢抑制作用，因此应谨慎使用。细胞色素 P4503A4 酶（CYP3A4）强效诱导剂，如马卡西平、利福平等，可使阿立哌唑的代谢增强，合用时，阿立哌唑的剂量应加倍。CYP3A4 强效抑制剂（如伊曲康唑、克拉霉素等）和细胞色素 P4502D6 酶（CYP2D6）强效抑制剂（如尼丁、氟西汀、帕罗西等）能使阿立哌唑代谢减弱，合用时，阿立哌唑的用量应减至常量的一半。本品可拮抗 α1 肾上腺素受体，可能诱发低血压，会增强某些抗高血压药物的疗效。本品与苯二氮䓬类药物（如劳拉西泮）合用，可增强阿立哌唑的镇静作用和劳拉西泮治疗直立性低血压的作用。

【禁忌证】

对本品过敏者禁用。

盐酸美金刚口溶膜

【概述】

盐酸美金刚为痴呆症治疗药物，是一种新型、低中度亲和力、电压依赖、非竞争性 N-甲基-D-天冬氨酸受体（NMDA）拮抗药，防止细胞凋亡，改善记忆，是新一代改善认知功能的药物。

【药理作用】

本品为非竞争性的兴奋性氨基酸受体拮抗剂，其作用是能够提高脑内谷氨酸的浓度，可非竞争性阻滞 NMDA 受体，降低谷氨酸引起的 NMDA 受体过度兴奋，改善痴呆患者的认知功能障碍，对痴呆所导致的精神症状也有一定的疗效。

【作用机制】

美金刚是一种低中度亲和力的非竞争性 NMDA 受体拮抗剂，能优先与 NMDA 受体操控的阳离子通道结合，但其对 GABA、苯二氮草、多巴胺、肾上腺素、组胺、甘氨酸受体和电压依赖的 Ca^{2+}、Na^{+}、K^{+} 通道亲和力较低。美金刚也可拮抗 5HT3 受体，效能与 NMDA 受体相似，拮抗烟碱型乙酰胆碱受体的效能为 NMDA 受体的 1/10～1/6。

【临床应用】

1. 用于缓解中重度至重度阿尔茨海默病性痴呆。

2. 本品可直接激动多巴胺受体，亦促进多巴胺释放，用于治疗帕金森病。

【不良反应及注意事项】

1. 常见不良反应：幻觉、意识混沌、头晕、头痛和疲倦。

2. 少见的不良反应：焦虑、肌张力增高、呕吐、膀胱炎和性欲增加。

【药物相互作用】

在合并使用NMDA拮抗剂时，左旋多巴、多巴胺受体激动剂和抗胆碱药物的作用可能会增强，巴比妥类药物和神经阻滞剂的作用有可能减弱。美金刚与抗痉挛药物（如丹曲洛林或巴氯芬）合用时可以改变这些药物的作用效果，因此需要进行剂量调整。

美金刚与金刚烷胺从化学结构上看都是NMDA拮抗剂，因此应避免合用，以免发生药物中毒性精神病。同样，也不应将美金刚与氯胺酮或右美沙芬合用。由于其他药物（如西咪替丁、雷尼替丁、普鲁卡因酰胺、奎尼丁、奎宁以及尼古丁）与金刚烷胺共用相同的肾脏阳离子转运系统，因此也有可能与美金刚产生相互作用，导致血浆水平升高。美金刚与双氢克尿噻或任何一个含双氢克尿噻的复方制剂合并应用时有可能使双氢克尿噻的血清水平降低。

美金刚在离体条件下不抑制细胞色素酶（CYP1A2、2A6、2C9、2D6、2E1、3A）、环氧化物水解酶和硫酸化酶以及含单氧化酶的黄素的活性。

【禁忌证】

对本品过敏者禁用。

制剂与用法

阿立哌唑口溶膜

（1）精神分裂症：成人口服起始剂量，每次 10 mg 或 1 次 15 mg，每日 1 次，用药 2 周内不应增加剂量，2 周后根据个体的疗效和耐受情况增加剂量，速度不宜过快，最大剂量可增至 30 mg，此后，可维持此剂量不变。有效剂量范围为每日 10～30 mg。细胞色素 P4502D6 代谢弱者起始剂量应减半，之后逐渐调整剂量。

（2）躁狂发作或混合发作：成人口服，每日 15～30 mg，分 1 次或 2 次服用，也可根据患者的耐受情况直接选择适宜剂量。

（3）双相情感障碍的维持治疗：单用或与心境稳定药联合应用。维持剂量为每日 5～20 mg。

盐酸美金刚口溶膜　120 mL：240 mg；每日最大剂量 20 mg。为了减少不良反应的发生，在治疗的前 3 周应按每周递增 5 mg 剂量的方法逐渐达到维持剂量，治疗第 1 周的剂量为每日 5 mg，第 2 周每日 10 mg，第 3 周每日 15 mg，第 4 周开始服用推荐的维持剂量，每日 20 mg。

思考题

1. 简述阿立哌唑的药理作用。
2. 试举例说明抗精神失常药有哪些。

3. 简述盐酸美金刚口溶膜的不良反应。

本章小结

抗精神失常药按用途可分为抗精神病药、抗躁狂药、抗抑郁药和抗焦虑药。阿立哌唑口溶膜是一种新型的非典型抗精神分裂症药物，主要用于治疗精神分裂症、躁狂、重性抑郁障碍。盐酸美金刚口溶膜为氨基酸受体拮抗剂，主要用于治疗重度阿尔茨海默病性痴呆、帕金森病。

第五章

解热镇痛抗炎药

学习目标

1. 素质目标：能进行解热镇痛抗炎药的正确用药宣讲。

2. 知识目标：掌握氨糖美辛肠溶片、酮咯酸氨丁三醇的药理作用、注意事项；熟悉氨糖美辛肠溶片、酮咯酸氨丁三醇的临床作用及不良反应。

3. 能力目标：具备根据适应证选择解热镇痛作用药物、处理不良反应的能力。

解热镇痛抗炎药是一类具有解热、镇痛，大多数还具有抗炎、抗风湿作用的药物。由于其化学结构及抗炎机制与甾体类抗炎药糖皮质激素不同，故又称为非甾体类抗炎药。这两类药物在化学结构上虽属不同类别，但作用机制相同，都是通过抑制体内前列腺素的合成而发挥作用。

氨糖美辛肠溶片

【概述】

氨糖美辛肠溶片，是由吲哚美辛和盐酸氨基葡萄糖按 1∶3 的比例制成，每片含 25 mg 吲哚美辛和 75 mg 盐酸氨基葡萄糖，是一种复方制剂。其中吲哚美辛可以发挥消炎、解热和镇痛的作用。

【药理作用】

吲哚美辛为非甾体类抗炎药，通过抑制前列腺素合成发挥解热、镇痛和抗炎作用。

【作用机制】

氨基葡萄糖进入体内后，刺激和恢复透明质酸和蛋白聚糖的生物合成，抑制巨噬细胞产生超氧自由基及对关节软骨有破坏作用的酶；并且能防止糖皮质激素对软骨细胞的损害、避免某些非甾体类抗炎药物对前列腺素合成造成不良影响的发生，以及可减少损伤细胞的内毒性因子的释放。

【临床应用】

氨糖美辛肠溶片为消炎镇痛药，临床用于治疗强直性脊椎炎、颈椎病，也可以用于缓解急、慢性风湿性关节炎、痛风性关节炎及癌性疼痛。

【不良反应及注意事项】

氨糖美辛肠溶片口服不良反应少，偶见过敏反应，有丘疹、荨麻疹等皮疹表现。

1．本品为肠溶衣片，应整片吞服，以防药物在胃中被破坏。

2．连续使用 3 d 后炎症仍未消除，应咨询医师。

【药物相互作用】

本品的主药吲哚美辛与以下药物可能发生相互作用。

1．本品与对乙酰氨基酚长期合用，会增加肾中毒风险。

2．本品与其他非甾体抗炎药同时使用，会使消化道溃疡的发病率上升。

3．本品与阿司匹林或其他水杨酸盐同时使用，会使胃肠道副作用明显增多，并会增加出血的风险。

4．本品与秋水仙碱、磺吡酮合用时，会增加胃肠溃疡及出血的风险。

5．本品与洋地黄类药物同时使用，会使洋地黄的血浓度升高，从而增加毒性，因而需调整洋地黄剂量。

6．本品与肝素、口服抗凝药及溶栓药合用时，会使抗凝作用加强；同时本品有抑制血小板聚集的作用，因此会增加出血的风险。

7．本品与胰岛素或口服降糖药合用，会加强降糖效应，因此须调整降糖药物的剂量。

8．本品与氨苯蝶啶合用时可致肾功能减退（肌酐清除率下降、患氮质血症风险增加）。

9．本品与硝苯地平或维拉帕米合用，可致后两种药物的血药浓度增加，因而毒性也会增加。

10．本品可使甲氨蝶呤血药浓度增高，并延长血药浓度达峰时间。正在用本品的患者如需要服用中或大剂量的甲氨蝶呤，应于使用前 24～28 h 停用本品，以免增加毒性。

11. 本品与抗病毒药齐多夫定合用时，可使后者毒性增加；同时本品的毒性也会增加，故应避免合用这两种药。

【禁忌证】

肾功能不全者，孕妇，从事危险或精细工作的人员，精神病、癫痫、活动性胃十二指肠溃疡患者及小儿禁用。

酮咯酸氨丁三醇

【概述】

酮咯酸氨丁三醇是一种非甾体抗炎药，为吡咯酸衍生物。本品能有效抑制前列腺素（prostaglandin，PG）合成，具有镇痛、抗炎、解热及抑制血小板聚集的作用。

【药理作用】

酮咯酸氨丁三醇能抑制前列腺素生物合成，生物活性与其S-型有关。动物研究显示酮咯酸氨丁三醇有镇痛作用，无镇静或抗焦虑作用。酮咯酸的血药峰值在用药30～60 min内可达到。

【作用机制】

肌内注射或口服酮咯酸氨丁三醇后均可吸收。在生理pH值下，该药品离解形成阳离子酮咯酸分子，此分子的亲水性较低。对于某些患者，肌内注射比口服该药吸收得更慢。酮咯酸的蛋白结合率为99%。口服后其镇痛作用近似于阿司匹林，肌注后其镇痛作用近似于中等量吗啡。本品不抑制呼吸，也不会造成成瘾，口服和肌注均有效，无局部刺激性。

【临床应用】

本品适用于需要阿片水平镇痛药的急性较严重疼痛的短期治疗，通常用于手术后镇痛，不适用于轻度或慢性疼痛的治疗。

【不良反应及注意事项】

1. 胃肠道反应：恶心、呕吐、消化不良、腹泻、便秘、胃胀气、胃肠胀痛等胃肠道反应，心、肝、肾病患者和高血压患者慎用。

2. 风疹、瘙痒等过敏反应；头痛、头晕、出汗、震颤、抑郁、失眠、口干、注意力不集中、麻痹等神经系统反应；水肿、血尿、多尿、尿频等泌尿系统反应。

3. 对阿司匹林过敏者、有活动性溃疡病者、有出血倾向者、孕妇、哺乳期妇女、产妇及16岁以下儿童忌用。

4. 用药不当或剂量增加会增加不良反应发生率。不宜与其他非甾体类抗炎药并用，以免增加不良反应。

【药物相互作用】

1. 尚无研究资料证实该品与华法林、地高辛、水杨酸盐及肝素之间的相互作用，但对使用抗凝剂的患者给予该品时须极其慎重，并须对患者进行密切观察。

2. 该品的口服制剂和丙璜舒联合使用能降低酮咯酸的清除率，并明显增加酮咯酸的血浆浓度水平[曲线下面积(area under the curve, AUC)从5.4 μg/h/mL增至17.8 μg/h/mL，增高约3倍]，半衰期延长约2倍(从6.6 h延长至15.1 h)。因此，该品禁与丙璜舒联合应用。

3. 对血量正常的健康受试者静注/肌注该品时，利尿剂的利尿效果降低约20%。

4. 有报道表明，该药可与前列腺素合成抑制药，抑制肾脏对锂的清除，导致血浆中锂浓度的升高。

5. 本品和血管紧张素转化酶抑制剂联合使用可能增加肾功能损伤的风险，尤其是对血容衰竭的患者而言，这种危险性更大。

6. 本品与神经系统药物(氟西汀、替沃噻吨、阿普唑仑)联合使用时,可能使患者产生幻觉。

7. 本品与吗啡联合使用治疗术后疼痛,未见不良相互作用,但勿将本品和吗啡混合在同一个注射器中注射。

【禁忌证】

1. 活动性消化性溃疡患者、近期出现过胃肠道出血或穿孔的患者及有消化性溃疡或胃肠道出血病史的患者禁用。

2. 肾功能损伤及因血容不足引起肾功能衰竭的患者禁用。

3. 临产、分娩妇女及哺乳期妇女禁用。

4. 有酮咯酸氨丁三醇过敏史及对阿司匹林或其他非甾体抗炎药过敏的患者禁用。

5. 禁用于大型手术前的止痛预防、手术中止痛及需紧急止血的手术中,因为本品在手术中有增加出血的危险性。

6. 本品有抑制血小板的功能,疑有或确诊有脑血管出血、有出血倾向、止血不完全和有高危出血因素的患者禁用。

7. 本品含乙醇成分,禁于鞘内或硬膜外给药。

8. 非甾体抗炎药产生的严重副作用有累积的可能性,故本品禁与5-氨基水杨酸或其他非甾体抗炎药并用。

9. 禁与硫酸吗啡、盐酸杜冷丁、盐酸异丙嗪或安泰乐于小容器(如注射器)内混合,会导致酮咯酸析出。

10. 禁与丙磺舒并用。

制剂与用法

氨糖美辛肠溶片 片剂：0.1 g。口服，每日 1～2 次，每次 1～2 片。进食或饭后即用。

酮咯酸氨丁三醇 口服：每次 10 mg，每日 1～4 次，剧痛患者可增至每次 20～30 mg，每日 3～4 次。肌注：每次 30～90 mg，中度或剧痛者以肌注 30 mg 为宜，剧痛者可肌注 60 mg，继而每小时肌注 15～30 mg。对 65 岁以上或肾功能不全者减量，日总剂量不应超过 60 mg。

思考题

1. 试举例说明解热镇痛抗炎药有哪些。
2. 简述氨糖美辛肠溶片的临床应用及不良反应。
2. 简述解热镇痛抗炎药的主要作用机制。

本章小结

解热镇痛抗炎药是一类具有解热、镇痛，大多数还具有抗炎、抗风湿作用的药物。氨糖美辛肠溶片，通过抑制前列腺素合成发挥解热、镇痛和抗炎作用，主要用于治疗强直性脊椎炎、颈椎病。酮咯酸氨丁三醇是一种非甾体类抗炎药，主要用于手术后镇痛。

第六章

抗心律失常药

学习目标

1. 素质目标：通过学习培养学生应用抗心律失常药物的严谨工作态度。

2. 知识目标：掌握临床常用抗心律失常药的临床应用、不良反应；熟悉临床常用抗心律失常药的用法用量、禁忌；了解临床常用抗心律失常药的使用注意事项等。

3. 能力目标：能够根据患者临床症状选用合适的抗心律失常药。

抗心律失常药是一类用于治疗心脏节律紊乱的药物，主要是通过影响心肌细胞膜的 Na^{+}、Ca^{2+} 及 K^{+} 转运，影响心肌细胞动作电位各时期，抑制自律性和(或)中止折返而纠正心律失常。由于心律失常的发生机制比较复杂，各种抗心律失常药物的作用及副作用也各不相同，因此在选择药物时必须全面考虑，并注意用药的剂量及方法，这样才能取得预期的治疗效果。

盐酸奥普力农

【概述】

本品主要成分为盐酸奥普力农，为无色的澄明液体。临床研究发现奥普力农对左心室机械效能的改善明显强于多巴酚丁胺，而且在增加心肌收缩力的同时，并不明显增加血压、心率以及心肌的氧耗，较其他的三型磷酸二酯酶（phosphodiesterase Ⅲ，PDE Ⅲ）抑制剂和儿茶酚胺类药物均具有明显优势。

【药理作用】

盐酸奥普力农是一种PDEⅢ抑制剂，具有正性肌力作用和血管扩张作用。

【作用机制】

本品通过抑制磷酸二酯酶，使心肌细胞内环磷酸腺苷（cAMP）浓度增高，细胞内钙增加，心肌收缩力加强，心排血量增加。

【临床应用】

适用于急性心衰以及心脏外科手术后急性心功能不全的治疗。

【不良反应及注意事项】

1. 可能发生心室颤动、室性心动过速（包括尖端扭转型室性心动过速）、血压下降，发生率均为0.1%～5.0%。如出现上述异常，须减量或停止给药，并给予妥善处理。

2. 可能出现肾功能障碍，发生率均为0.1%～5.0%。用药时须密切观察患者肾功能，如出现异常，须停止给药，并给予妥善处理。

【药物相互作用】

与盐酸多巴胺、盐酸多巴酚丁胺等儿茶酚胺类强心药以及盐酸考福新酯（腺苷酸环化酶激活剂）合用时，尽管药物的强心作用相互增强，但使患者发生心律失常的概率增大。

【禁忌证】

1. 肥厚性梗阻型心肌病患者禁用，可能加重左室流出道狭窄。

2. 孕妇或可能妊娠者禁用。

维利西呱

【概述】

维利西呱是一种可溶性鸟苷酸环化酶激动剂，用于术后持续性或复发性慢性血栓栓塞性肺动脉高压（pulmonary hypertension due to chronic thrombotic and/or embolic disease，CTEPH）、不能手术的 CTEPH，且世界卫生组织心功能分级（WHO-FC）为Ⅱ～Ⅲ级的成年患者，从而改善患者的运动能力。

【药理作用】

维利西呱是一种可溶性鸟苷酸环化酶（soluble guanylyl cyclase，sGC）激动剂，可降低心力衰竭或因心力衰竭而导致的心血管死亡风险。

【作用机制】

维利西呱是 sGC 的刺激物，sGC 是一氧化氮（NO）信号传导途径中的重要酶。当 NO 与 sGC 结合时，该酶催化细胞内环磷酸鸟苷（cyclic gvanosine monophosphate，cGMP）的合成，后者是第二信使，在调节血管紧张度与心脏收缩力及心室重塑中发挥作用。心力衰竭与维生素 C 的合成受损有关，NO 与 sGC 活性降低，可能导致心肌和血管功能障碍。维利西呱通过直接刺激 sGC，独立于 NO 并与 NO 协同作用，可提高细胞内 cGMP 的水平，从而使平滑肌松弛和血管舒张。

【临床应用】

用于治疗慢性射血分数降低的心力衰竭。

【不良反应及注意事项】

1. 在动脉性肺动脉高压中，维利西呱研究主要在特发性或遗传性动脉性肺动脉高压和结缔组织疾病相关动脉性肺动脉高压患者中进行。不建议将维利西呱用于尚未研究的其他类型的肺动脉高压。

2. 对于吞咽困难的患者，可压碎片剂并与水混合服用。不可随意增加或者减少药物剂量，需遵医嘱用药。

【药物相互作用】

1. 本品与其他 sGC 激动剂，如利奥西呱、普拉西呱、奥拉西呱有协同作用，不建议同时使用。

2. 本品与 5 型磷酸二酯酶（PDE-5）抑制剂，如阿伐那非、西地那非、伐地那非有协同作用，不建议同时使用。

【禁忌证】

同时使用其他 sGC 激动剂的患者禁用维利西呱。

制剂与用法

盐酸奥普力农　注射液：5 mg/5 mL。先按照每千克体质量 10 μg(10 μg/kg)盐酸奥普力农的剂量静脉缓慢注射[盐酸奥普力农注射液原液或其稀释液(用生理盐水或葡萄糖注射液稀释)]，注射时间控制在 5 min 以内；此后，按照每分钟每千克体质量 0.1～0.3 μg(0.1～0.3 μg/kg/min)的速度静脉滴注。应根据病情适当增减剂量，必要时可增加剂量至 0.4 μg/kg/min。一日的总给药量不能超过 0.6 mg/kg(相当于 0.4 μg/kg/min 持续给药 24 h)。使用本品 120 min 后，如患者的临床症状仍未改善，须停药，并给予妥善处理。

维利西呱　片剂：2.5 mg/5 mg/10 mg，建议起始剂量是每天与食物一起口服 2.5 mg。大约每隔 2 周将维利西呱剂量加倍，以达到患者允许的每天 10 mg 的目标维持剂量。

思考题

1. 试举例说明常见的抗心律失常药有哪些。

2. 简述盐酸奥普力农、维利西呱的临床应用、不良反应及注意事项。

3. 简述抗心律失常药的主要作用机制。

本章小结

抗心律失常药是一类用于治疗心脏节律紊乱的药物，主要通过影响心肌细胞膜的 Na^{+}、Ca^{2+} 及 K^{+} 转运，影响心肌细胞动作电位各时期，抑制自律性和（或）中止折返而纠正心律失常。盐酸奥普力农具有正性肌力作用和血管扩张作用，主要用于急性心衰以及心脏外科手术后急性心功能不全的治疗。维利西呱是一种可溶性鸟苷酸环化酶激动剂，主要用于治疗慢性射血分数降低的心力衰竭。

第七章

抗动脉粥样硬化药

学习目标

1. 素质目标：通过对海博麦布片的学习，加深对抗动脉粥样硬化药的理解。

2. 知识目标：掌握海博麦布片的临床应用、不良反应；熟悉海博麦布片的用法用量、禁忌；了解应用海博麦布片的注意事项等。

3. 能力目标：培养学生理论联系实际的能力。

动脉粥样硬化发生的原因是动脉内膜受损后，血液中的胆固醇进入动脉内膜，被巨噬细胞吞噬之后形成泡沫细胞，构成硬化斑块。如果把斑块剖开，就会看到许多淡黄色小颗粒状的泡沫细胞，犹如小米粥一样，故该现象被称为粥样硬化。不稳定的粥样硬化斑块表面容易发生破溃，诱使血小板聚集形成血栓，引发疾病。

抗动脉粥样硬化药是一类可以防治动脉粥样硬化的药物，主要分为四类：第一类是调血脂性抗动脉粥样硬化药，常用药物有消胆胺、降胆宁、洛伐他汀、塞伐他汀、谷固醇；第二类为抗氧化性抗动脉粥样硬化药，如维生素 E；第三类为多烯类脂肪酸，如 α-亚麻酸；第四类为多糖类抗动脉粥样硬化药，如硫酸软骨素、冠心舒等。

海博麦布片

【概述】

海博麦布片用于治疗动脉粥样硬化，可作为饮食控制之外的辅助治疗药物。它可与他汀类药物联合，治疗原发性（杂合子家庭性或非家庭性）高胆固醇血症。

【药理作用】

降低总胆固醇（total cholesterol，TC）、低密度脂蛋白胆固醇（low density lipoprotein-cholesterol，LDL-C）、载脂蛋白B（apolipoprotein B，ApoB）水平。

【作用机制】

本品作用于肠道和肝细胞表面的尼曼匹克C_1类1（Niemann-Pick C_1-like1）蛋白受体，选择性地抑制胆固醇的吸收，从而减少小肠中的胆固醇向肝脏转运，降低肝脏胆固醇贮量，降低血液中胆固醇量。

【临床应用】

治疗原发性（杂合子家族性或非家族性）高胆固醇血症。

【不良反应及注意事项】

常见不良反应有乏力、腹部不适、血清肌酸磷酸激酶升高、腹胀、腹泻、上腹痛、肝功能异常等，孕妇慎用。

【药物相互作用】

1. 本品在临床推荐剂量下，与已知的可能被CYP2C19、CYP2D6、CYP3A4及CYP1A2酶代谢的药物之间不会产生有临床意义的药代动力学相互作用。海博麦布-葡萄糖醛酸结合物对 CYP2C19、CYP2D6、CYP3A4、CYP1A2 和 CYP2C9 酶无抑制作用(ICsO＞50 μM)。

2. 本品与阿托伐他汀钙联合用药,不存在临床意义上的药代动力学相互作用。

【禁忌证】

对本品任何成分过敏者与活动性肝病或原因不明的肝酶(ALT/AST/GGT)持续升高的患者禁用。

制剂与用法

海博麦布片　片剂；10 mg，20 mg。本品单独服用推荐剂量为每次 10 mg 或 20 mg，每日 1 次；与他汀类药物联合应用，每次 10 mg 或 20 mg。空腹或与食物同时服用。老年患者不需要调整剂量。鉴于本品对儿童、肝肾功能受损患者的影响尚未明确，故不推荐此类患者应用本品。

思考题

1. 抗动脉粥样硬化药是如何分类的？
2. 简述海博麦布片的临床应用、药理作用。

本章小结

抗动脉粥样硬化药是一类可以防治动脉粥样硬化的药物。海博麦布片主要抑制食物胆固醇的吸收，主要用于治疗原发性（杂合子家族性或非家族性）高胆固醇血症。

第八章

降血糖药

学习目标

1. 素质目标：通过对降血糖药的学习，加深对糖尿病的理解，掌握糖尿病的治疗方法。

2. 知识目标：掌握西格列他钠片、司美格鲁肽、二甲双胍维格列汀片（Ⅱ）、脯氨酸恒格列净片的药理作用、临床应用及不良反应。

3. 能力目标：能够进行安全合理的用药指导；能够根据药品性质，采取正确储存方法。

糖尿病是一种因胰岛素绝对或相对不足，或者靶细胞对胰岛素敏感性降低引起的以糖代谢紊乱为主的慢性综合性疾病。当糖尿病患者经过饮食控制、运动治疗以及糖尿病保健教育，血糖的控制仍不能达到治疗目标时，需采用药物治疗。降血糖化学药可大致分为口服降糖药物和注射降糖药物。国内常用的口服降糖药物分为促胰岛素分泌剂类、二甲双胍类、α-糖苷酶抑制剂类、噻唑烷二酮衍生物、二肽基肽酶-4（dipeptidyl peptidase-4，DPP-4）酶抑制剂等，其中促胰岛素分泌剂类又分为磺脲类和非磺脲类（格列奈类）。注射降糖药物包括胰岛素以及胰高血糖素样肽-1（glucagon-like peptide-1，GLP-1）受体激动剂。

西格列他钠片

【概述】

西格列他钠片又称为双洛平，为新一代胰岛素增敏剂类分子实体，是一种过氧化物酶体增殖物激活受体（peroxisome proliferator-activated receptor，PPAR）全激动剂。

【药理作用】

西格列他钠片对 2 型糖尿病患者的胰岛素抵抗，血糖、血脂异常等具有良好的治疗效果；对胰岛、肝脏、肾脏等组织有保护潜力。

【作用机制】

本品是 PPAR 的全激动剂，可适度平衡激活 PPARα、γ 和 δ 三个受体亚型，有效地抑制由肥胖及炎症因子激活的 CDK5 对 PPARγ 的磷酸化，从而选择性地改变一系列与胰岛素增敏相关的基因的表达。西格列他钠通过适度激活 PPAR 三个受体亚型，使得糖类、脂肪、能量和蛋白质代谢达到动态平衡。

【临床应用】

配合饮食控制和运动，西格列他钠片适用于成人 2 型糖尿病患者的血糖控制。

【不良反应及注意事项】

1. 损伤消化道系统：恶心、反酸、腹胀腹泻、呕吐。
2. 诱发过敏性皮疹：皮疹、皮肤红肿、瘙痒。
3. 肝肾功能不全者，若长期服用本药，可能会增加肝肾的负荷而加重病情，此类患者慎用。

【药物相互作用】

本品可与盐酸二甲双胍相互作用，也可与 CYP3A4 抑制剂/诱导剂药物相互作用。

【禁忌证】

重度肝肾功能损伤患者和妊娠期及哺乳期妇女禁用。

司美格鲁肽

【概述】

司美格鲁肽是一种长效 GLP-1 受体激动剂，是中国国家药品监督管理局批准的新型药物。

【药理作用】

通过刺激胰岛素分泌和降低胰高血糖素分泌来降低血糖。

【作用机制】

GLP-1 受体是天然 GLP-1 的靶点，是一种通过 GLP-1 受体介导而对葡萄糖代谢产生多种作用的生理激素。司美格鲁肽作为 GLP-1 受体激动剂，可选择性地结合并激活 GLP-1 受体。

【临床应用】

1. 适用于成人 2 型糖尿病患者的血糖控制，尤其适用于在饮食控制和运动的基础上，接受二甲双胍、磺脲类药物治疗血糖仍控制效果不佳的成人 2 型糖尿病患者。

2. 适用于伴有心血管疾病的 2 型糖尿病成人患者，可降低其主要心血管不良事件(心血管死亡、非致死性心肌梗死或非致死性卒中)发生的风险。

【不良反应及注意事项】

司美格鲁肽对胃肠道具有一定刺激性，使用后可能会出现腹泻、呕吐、腹痛等不良反应。

【药物相互作用】

经药代动力学评估，本品不影响扑热息痛、口服避孕药、阿托伐他汀、二甲双胍、华法林等的药效。

【禁忌证】

司美格鲁肽能延缓胃排空速率，可能影响同时服用的口服药的吸收速率。因此，正在服用需胃肠道快速吸收的口服药的患者，使用本品时应慎重。

二甲双胍维格列汀片（Ⅱ）

【概述】

二甲双胍维格列汀片（Ⅱ）是含二甲双胍和维格列汀的降血糖复方制剂，2015 年获美国食品药品监督管理局批准，2019 年在中国获批。本品为黄色薄膜衣片，除去包衣后显白色。

【药理作用】

增加人体胰高血糖素样肽-1，促进糖依赖性代谢，降低血糖。

【作用机制】

二甲双胍是一类改善成人 2 型糖尿病患者糖耐量状况的抗高血糖药，不仅可以降低基础血糖，也可以降低餐后血糖。二甲双胍可抑制肝糖原的异生，抑制小肠吸收葡萄糖，并通过增加外周组织对葡萄糖的摄取和利用，改善外周组织对胰岛素的敏感性。维格列汀是一种选择性二肽-肽酶-4(DPP-4)抑制剂，能够迅速、完全地抑制 DPP-4 活性，并使空腹和餐后内源性肠降血糖素 GLP-1 和葡萄糖依赖性促胰岛素多肽(glucose-dependent insulinotropic peptide，GIP)的含量升高，进而降低血糖。

【临床应用】

用于二甲双胍单药治疗达最大耐受剂量但血糖仍控制不佳或正在接受维格列汀与二甲双胍联合治疗的成人 2 型糖尿病患者。

【不良反应及注意事项】

低血糖，震颤，头痛，乏力和恶心等。

【药物相互作用】

二甲双胍维格列汀片（Ⅱ）与其他药物发生相互作用的可能性较低。

【禁忌证】

成人 1 型糖尿病患者、妊娠期和哺乳期妇女以及 18 岁以下的患者禁用。

脯氨酸恒格列净片

【概述】

脯氨酸恒格列净为片剂，是一种钠-葡萄糖耦联转运蛋白 2 (sodium-glucose linked transporter-2, SGLT-2)抑制剂。它是我国自主研发的一类新型口服降糖药，储存条件为密封，室温不超过 25℃。

【药理作用】

降低成人 2 型糖尿病患者的血糖水平。

【作用机制】

脯氨酸恒格列净是一种 SGLT-2 抑制剂，通过抑制 SGLT-2，减少肾小管对滤过的葡萄糖的重吸收，降低葡萄糖的肾阈值，从而增加尿糖排泄。

【临床应用】

用于成人 2 型糖尿病患者的血糖控制。单药可配合饮食控制和运动，用于成人 2 型糖尿病患者的血糖控制；在单独使用盐酸二甲双胍血糖控制效果不佳时，本品可与盐酸二甲双胍联合使用，配合饮食和运动，用于成人 2 型糖尿病患者的血糖控制。本品不适用于治疗成人 1 型糖尿病或糖尿病酮症酸中毒。

【不良反应及注意事项】

常见的不良反应包括体重降低，糖尿病酮症酸中毒，尿路感染，肾功能损害，超敏反应等。肝肾功能不全者慎用。

1. 可增加生殖器感染的风险，有生殖器感染史的患者更容易出现生殖器感染复发，注意监测和治疗。

2．不建议妊娠期、哺乳期妇女使用本品。

【药物相互作用】

1．本品与利福平合用，可能降低本品疗效，合用时建议每次剂量增加至 10 mg，每日 1 次。

2．本品与利尿剂合用，可导致尿量和频次增加，从而可能增加血容量不足的风险。

3．本品与胰岛素或者胰岛素促泌剂合用可增加低血糖风险。

【禁忌证】

1．对本品活性成分或任何辅料过敏者禁用。

2．重度肾功能损害、终末期肾病或需要透析的患者禁用。

制剂与用法

西格列他钠片　片剂：16 mg。推荐剂量为 32 mg(2 片)，每日 1 次，口服，不受进食限制。对于需要加强血糖控制且耐受 32 mg，每日 1 次的患者，剂量可增加至 48 mg(3 片)，每日 1 次。

二甲双胍维格列汀片(Ⅱ)　片剂：850 mg/50 mg。本品用于成人降糖治疗时，剂量应根据患者目前的治疗方案疗效和对药物的耐受程度个性化定制。但维格列汀最大日剂量不得超过推荐的 100 mg。通常的给药方案是，每日 2 次，早晚各 1 片。用餐时或饭后服用。对于二甲双胍单药治疗达最大耐受剂量但血糖仍控制不佳的患者，本品的起始剂量相当于维格列汀 50 mg，每日 2 次(日总剂量 100 mg)，再加上正在服用的二甲双胍的剂量。

司美格鲁肽　1.34 mg/mL，1.5 mL(预填充注射笔)；1.34 mg/mL，3 mL(预填充注射笔)。起始剂量为 0.25 mg，每周 1 次；4 周后，应增至 0.5 mg，每周 1 次。在以 0.5 mg 每周 1 次治疗至少 4 周后，剂量可增至 1 mg，每周 1 次，以便进一步改善血糖控制水平。本品 0.25 mg 并非维持剂量。不推荐每周剂量超过 1 mg。

脯氨酸恒格列净片　片剂：5 mg，10 mg。推荐起始剂量为每次 5 mg，每日 1 次，建议早晨服用，不受进食影响。根据患者血糖情况，耐受的患者剂量可增至每次 10 mg，每日 1 次。

思考题

1. 简述司美格鲁肽的作用机制。

2. 试举例说明在使用脯氨酸恒格列净片进行治疗时，需注意的问题。

本章小结

西格列他钠片是一种过氧化物酶体增殖物激活受体全激动剂，主要用于成人2型糖尿病患者的血糖控制。

司美格鲁肽是一种长效胰高血糖素样肽-1受体激动剂，用于成人2型糖尿病患者的血糖控制。

二甲双胍维格列汀片(Ⅱ)为复方制剂，促进糖依赖性代谢，降低血糖，用于二甲双胍单药治疗达最大耐受剂量但血糖仍控制不佳或正在接受维格列汀与二甲双胍联合治疗的成人2型糖尿病患者。

脯氨酸恒格列净为片剂，通过抑制SGLT-2，减少肾小管滤过的葡萄糖的重吸收，从而增加尿糖排泄，主要用于成人2型糖尿病的血糖控制。

第九章

人工合成抗菌药

学习目标

1. 素质目标：通过对人工合成抗菌药物的学习，培养学生严谨、认真的工作态度。

2. 知识目标：掌握康替唑胺片、苹果酸奈诺沙星的药理作用、临床应用及不良反应。

3. 能力目标：能够进行安全合理用药指导。

人工合成抗菌药是一类完全由人工合成的具有抑制或杀灭微生物作用的药物，是抗菌药物的重要组成部分，在临床治疗中发挥着重要的作用，包括磺胺类（见磺胺类药）、喹诺酮类、呋喃类等，主要用于细菌、立克次体、支原体等微生物感染引起疾病的治疗。不同的药物抗菌谱及应用范围存在一定差异，临床应依据患者病情特点选择合适的抗菌药物。

康替唑胺片

【概述】

康替唑胺片属于全合成的新型噁唑烷酮类抗菌药物。

【药理作用】

康替唑胺为新型噁唑烷酮类抗菌药物。

【作用机制】

抑制细菌蛋白质合成过程中所必需的功能性 70S 起始复合体的形成而达到抑制细菌生长的作用。

【临床应用】

康替唑胺片用于治疗对康替唑胺敏感的金黄色葡萄球菌(甲氧西林敏感和耐药的菌株)、化脓性链球菌或无乳链球菌引起的复杂性皮肤和软组织感染。

【不良反应及注意事项】

可能出现恶心、呕吐、腹部不适等症状,肝酶和血尿酸可能升高,大多可自行恢复。

【药物相互作用】

1. 治疗剂量下,本品对单胺氧化酶无显著的抑制作用。

2. 非细胞色素酶(cytochrome proteins, CYP)底物,对本品无抑制或诱导作用。

3. 非药物摄取或外排转运体底物,对本品无抑制作用。

【禁忌证】

已知对康替唑胺、其他噁唑烷酮类药物或本品其他成分过敏的患者禁用。

苹果酸奈诺沙星

【概述】

苹果酸奈诺沙星是一种新型的无氟喹诺酮类药物，具有广谱抗菌活性。

【药理作用】

本品具有广谱的抗菌活性，抗革兰阴性菌、革兰阳性菌和非典型病原菌，能够治疗耐甲氧西林金黄色葡萄球菌的感染。对于比较严重的感染，如菌血症、脓毒血症，苹果酸奈诺沙星也能够发挥很强的杀菌效果。

【作用机制】

苹果酸奈诺沙星可以抑制细菌 DNA 回旋酶（一种参与细菌 DNA 超螺旋形成的关键拓扑异构酶），进而发挥抗菌作用。

【临床应用】

一般适用于治疗呼吸道方面的感染，如急性气管支气管炎、肺炎。治疗泌尿系统方面的感染，如膀胱炎、肾盂肾炎，也有良好的效果。

【不良反应及注意事项】

1. 胃肠系统反应：该药物期有可能会对胃肠道产生刺激，从而出现恶心、呕吐、腹泻以及腹部不适等现象。

2. 神经系统反应：可能会对中枢神经系统产生损伤，从而出现头晕、头痛等不良反应。

3. 血液以及淋巴系统反应：可能会导致中性粒细胞减少，

并且出现粒细胞缺乏症。

4. 皮肤和皮下组织反应：一般表现为瘙痒、皮疹、面部潮红、红斑等情况。

【药物相互作用】

1. 体外试验结果显示：苹果酸奈诺沙星对于 CYP1A2，2B6，2C8，2C9，C19 或 3A4 酶没有明显的抑制或诱导作用。

2. 苹果酸奈诺沙星与丙磺舒、茶碱并用时不需调整用药剂量。在使用制酸剂或其他含有铝、镁或铁的制剂时，必须在服用苹果酸奈诺沙星 2 h 之后才能给药。

3. 苹果酸奈诺沙星与钙补充剂并用时不需调整用药剂量。

4. 苹果酸奈诺沙星与茶碱并用时，奈诺沙星与茶碱均不需调整用药剂量。

【禁忌证】

对苹果酸奈诺沙星的任何成分或其他喹诺酮类药物过敏的患者、妊娠期和哺乳期中的妇女、18 岁以下患者禁用。

制剂与用法

康替唑胺片　片剂：400 mg。推荐剂量为 800 mg(2 片)，每 12 h 服 1 次，口服，应随餐或进餐后 30 min 内口服。

苹果酸奈诺沙星　胶囊：0.25 g。肾功能正常患者的剂量：口服，成人每次 0.5 g(2 粒)，每日 1 次。连续服用 7 d 至 10 d 为一个疗程，也可根据病情需要适当延长。肾功能不全患者的剂量：对于肌酐清除率<20 mL/min 的患者，首剂 0.5 g，后续 0.25 g，每 2 日 1 次；对于肌酐清除率为 20～50 mL/min 的患者，首剂 0.5 g，后续 0.25 g，每日 1 次。

思考题

1. 试述康替唑胺片可用于哪些疾病的治疗。
2. 简述使用苹果酸奈诺沙星需注意的问题。

本章小结

康替唑胺片属于全合成的新型噁唑烷酮类抗菌药物，抑制细菌蛋白质合成过程中所必需的功能性 70S 起始复合体的形成而达到抑制细菌生长的作用，主要用于金黄色葡萄球菌、链球菌或无乳链球菌引起的复杂性皮肤和软组织感染。苹果酸奈诺沙星是一种新型的无氟喹诺酮类药物，主要用于治疗呼吸道方面的感染和急性气管支气管炎、肺炎。

第十章

抗结核药

学习目标

1. 素质目标：通过对抗结核药物的学习，加深对结核病的理解，掌握结核病的防治方法。

2. 知识目标：掌握富马酸贝达喹啉片的药理作用、临床应用及不良反应。

3. 能力目标：能够进行安全合理用药的指导；能够科学地普及安全、有效、合理用药的知识。

结核病是由结核分枝杆菌引起的慢性传染病，可累及多个脏器，以肺部感染最多见。抗结核病药分为两类，即一线抗结核病药和二线抗结核病药。一线抗结核病包括异烟肼、利福平、吡嗪酰胺、乙胺丁醇、链霉素五种药物。二线抗结核病药是除上述五种一线药物以外的其他抗结核病药。

富马酸贝达喹啉片

【概述】

富马酸贝达喹啉片为白色至类白色片剂，是一种二芳基喹啉类抗分枝杆菌药物。

【药理作用】

抑制分枝杆菌。

【作用机制】

本品是一种抑制分枝杆菌 5'-三磷酸腺苷（adenosine triphos phate，ATP）合成酶的二芳基喹啉类抗分枝杆菌药物。5'-ATP 合成酶是结核分枝杆菌能量生成所必需的，贝达喹啉通过结合该酶的亚基 c 与亚基 a 发挥抗结核病的作用。

【临床应用】

主要用于治疗成人（≥18 岁）耐多药肺结核。

【不良反应及注意事项】

使用本品过程中可能会出现恶心、关节痛、头痛、咯血、胸痛、食欲减退、转氨酶升高、皮疹、血淀粉酶升高等不良反应。

【药物相互作用】

在用本品治疗期间，应避免与强效 CYP3A4 诱导剂，例如利福霉素（利福平、利福喷丁和利福布汀），或中效诱导剂如依法韦伦合用。

【禁忌证】

对本品或本品中的任何成分过敏者禁用。严重心脏、肝脏、肾脏等功能不全者禁用。孕妇、哺乳期妇女禁用。65 岁以上老年人禁用。

制剂与用法

富马酸贝达喹啉片 片剂。推荐剂量是 400 mg，口服，每日 1 次，用药 2 周；然后 200 mg，每周 3 次，用药（服药间隔至少 48 h）22 周（治疗的总持续时间是 24 周）。

思考题

1. 结核是否只出现在肺部？
2. 试述治疗耐多药肺结核可使用的药物。

本章小结

抗结核病药分为两类，即一线抗结核病药和二线抗结核病药。富马酸贝达喹啉片属于二线抗结核病药物，是一种二芳基喹啉类抗分枝杆菌药物，抑制分枝杆菌 5′-ATP 合成酶的二芳基喹啉类抗分枝杆菌药物发挥抗结核病的作用，主要用于肺结核治疗。

第十一章

抗病毒药

学习目标

1. 素质目标：通过对抗病毒药的学习，树立“合理用药，安全用药”的观念，培养认真细致、对患者健康负责的工作态度。

2. 知识目标：掌握阿兹夫定片、盐酸羟苄唑、艾诺韦林片、艾米替诺福韦片的临床应用、注意事项；熟悉阿兹夫定片、盐酸羟苄唑、艾诺韦林片、艾米替诺福韦片的作用机制及不良反应。

3. 能力目标：能根据适应证合理选择抗病毒药物，具备及时发现药物的不良反应并进行处理的能力。

病毒（包括 DNA 病毒和 RNA 病毒）属非细胞型微生物，由核心（单链或双链核酸）及外面的蛋白衣壳组成，寄生于活细胞内，利用宿主细胞的代谢系统进行增殖复制。病毒的增殖周期依次为吸附、穿入、脱壳、生物合成及组装、成熟、释放六个步骤。

阻止病毒增殖过程中任一环节的药物，皆能起到防治病毒感染性疾病的作用。理想的抗病毒药应选择性作用于病毒而对宿主细胞无损害。具有胞内寄生特性且增殖时需依赖宿主细胞的许多功能抗病毒药可分为广谱抗病毒药、抗人类免疫缺陷病毒药、抗疱疹病毒药、抗流感病毒药和抗肝炎病毒药。

阿兹夫定片

【概述】

阿兹夫定，又称阿滋福啶，是我国自主研发的口服小分子抗病毒药物，属于新型核苷类辅助蛋白 Vi 和艾滋病毒逆转录（reverse transcription，RT）酶抑制剂，也是首个上述双靶点抗艾滋病病毒（human immunode-ficiency virus-1，HIV-1）药物，在体外对 HIV、HCV、EV71 和 HBV 等具有显著和广谱的抗病毒作用。

【药理作用】

相对现有的抗艾滋病药物，阿兹夫定能更有效地针对变异的艾滋病病毒发挥阻断作用，具有低耐药性和高疗效的显著优点。

【作用机制】

阿兹夫定具有广谱抑制 RNA 病毒复制的作用，通过抑制病毒复制的关键酶，来阻断新型冠状病毒在人体内的复制。

阿兹夫定为人工合成的核苷类似物，可在细胞内磷酸化，成为有活性的 5′-三磷酸盐代谢物（阿兹夫定三磷酸盐）；后者能抑制重组 HIV 逆转录酶活性，导致病毒 DNA 链合成中止。

【临床应用】

1. 用于治疗艾滋病：与核苷逆转录酶抑制剂及非核苷逆转录酶抑制剂联用，用于治疗高病毒载量（HIV-1RNA≥100 000 copies/mL）的成年患者 HIV-1 感染。

2. 阿兹夫定片作为我国自主研发的口服小分子新型冠状病毒

感染治疗药物，可用于治疗成年患者普通型新型冠状病毒感染。

【不良反应及注意事项】

1. 肾功能异常：血尿酸升高、血磷降低、血钾降低及蛋白尿、夜尿症等肾脏系统相关不良反应。中重度肾功能损伤患者慎用。

2. 胃肠系统症状：恶心、呕吐、腹泻、腹胀、腹部不适、腹痛、排便频率增加、消化不良等胃肠系统不良反应。患有胰腺炎的患者应慎用阿兹夫定。

3. 血液学参数异常：白细胞计数降低、中性粒细胞计数降低、血小板计数降低、淋巴细胞计数降低等不良反应。有严重机会性感染或机会性肿瘤、较严重慢性病、代谢性疾病（如糖尿病）、神经及精神疾病等的患者慎用，以免病情加重。

【药物相互作用】

本品与富马酸替诺福韦二吡呋酯片（tenofovir disoproxil，TDF）联合用药，TDF稳态下达峰浓度（Cmax）和药时曲线下面积（area under the cure，AUC）分别降低18%、6%，无显著影响，无须调整TDF的用量。

本品与依非韦仑片（efavirenz，EFV）联合用药，阿兹夫定稳态下Cmax、AUC分别为单独给药的177%、189%，EFV显著提高阿兹夫定在体内的暴露程度。结合Ⅰ期临床试验数据，阿兹夫定片的给药剂量不影响临床疗效。因临床试验样本较少，无法判断阿兹夫定对依非韦仑的药代动力学影响。

【禁忌证】

1. 对阿兹夫定或制剂中其他任何成分过敏者禁用。

2. 中重度肝、肾功能损伤患者慎用；合并病毒性肝炎患者慎用。

盐酸羟苄唑

【概述】

盐酸羟苄唑的常用制剂为滴眼剂等，为治疗病毒性眼疾的新药，可用于治疗急性出血性结膜炎。盐酸羟苄唑的结构式如图 11-1 所示。

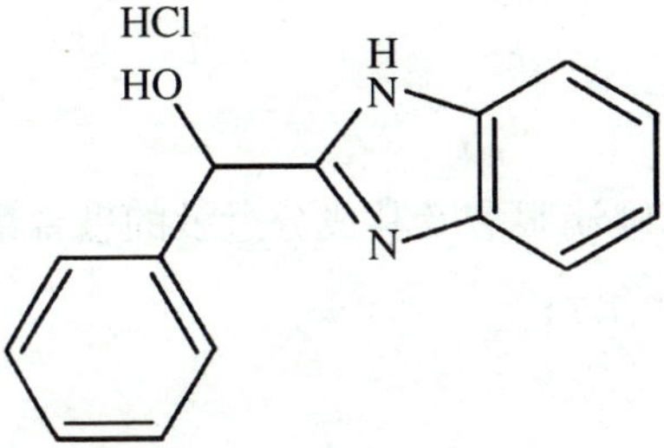

图 11-1　盐酸羟苄唑

【药理作用】

在组织培养中，本品 50 μg/mL 能有效地抑制人类肠道病毒、柯萨奇病毒和脊髓灰质炎病毒等多种株型；本品 10 μg/mL 能抑制急性(流行性)出血性结、角膜炎。

【作用机制】

盐酸羟苄唑能选择性抑制被感染细胞的微小 RNA 病毒聚合酶。盐酸羟苄唑抗微小 RNA 病毒作用机制，一般认为是在感染细胞内抑制病毒配码的 RNA 依赖的 RNA 聚合酶，使病毒 RNA 合成受阻，从而发挥抑制病毒作用。

【临床应用】

临床主要用于治疗急性(流行性)出血性结膜炎,也可用于治疗其他病毒性角膜炎、结膜炎及细菌性结膜炎等。

【不良反应及注意事项】

对眼黏膜无明显刺激作用,但是过量使用会加剧不良反应发生的频率和程度,甚至可能发生严重的过敏反应。对盐酸羟苄唑滴眼液过敏者禁用,如使用后有不适,应立即停用,并前往医院就诊。

【药物相互作用】

尚不明确。

【禁忌证】

对盐酸羟苄唑滴眼液及其成分过敏的患者禁止使用盐酸羟苄唑滴眼液进行治疗。

艾诺韦林片

【概述】

艾诺韦林片(艾邦德)是中国首个批准上市的治疗1型艾滋病病毒(HIV-1)感染者的口服1类药,该药与核苷类抗逆转录病毒药物联合使用,用于治疗感染HIV-1的成人初治患者。艾诺韦林的结构式如图11-2所示。

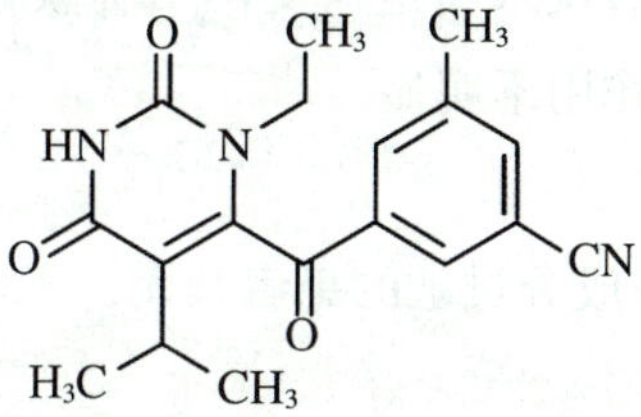

图11-2 艾诺韦林

【药理作用】

抗病毒效果与依非韦伦相当,可快速降低患者体内病毒载量,对高、低基线病毒载量抑制均有效且疗效持续稳定。

【作用机制】

本品是全新结构的第三代非核苷类逆转录酶抑制剂,通过非竞争性结合HIV-1逆转录酶并抑制HIV-1逆转录酶活性,从而阻止HIV转录和复制。

【临床应用】

用于与核苷类抗逆转录病毒药物联合使用,治疗成人HIV-1感染初治患者。

【不良反应及注意事项】

1. 代谢及营养类疾病：可能出现高甘油三酯血症、高脂血症、食欲减退、高胆固醇血症。在治疗过程中，患者应定期到医院检测血常规、肝功能、肾功能、脂代谢以及过敏现象，以便监测艾诺韦林治疗效果和可能产生的不良反应。

2. 本品不应单独用于 HIV 治疗，或者以单药加入无效的治疗方案。本品须与核苷类抗逆转录病毒药物联合使用。

【药物相互作用】

艾诺韦林与拉米夫定和富马酸替诺福韦二吡呋酯联合用药时暴露量略有降低，拉米夫定与艾诺韦林联合用药时暴露量略有增加，药物相互作用不明显。

【禁忌证】

对本品中任何成分过敏的患者禁用。

艾米替诺福韦片

【概述】

艾米替诺福韦片是替诺福韦（TFV）的亚磷酰胺药物前体，也是首个中国原研口服抗乙型肝炎病毒药物，该品种的上市为慢性乙型肝炎患者提供了新的治疗选择。

【药理作用】

艾米替诺福韦片是一种新型核苷酸类逆转录酶抑制剂，通过优化结构，拥有更高细胞膜穿透率，更易进入肝细胞，实现肝靶向治疗；同时有效提高药物血浆稳定性，降低全身 TFV 暴露，长期治疗更安全。本品可以抑制病毒核酸的复制，使病毒在肝脏细胞中的复制受到抑制，达到抑制乙型肝炎病毒（HBV）的临床作用。

【作用机制】

艾米替诺福韦属于一种核苷类似物，其作用机制主要是抑制病毒 DNA 聚合酶，使乙肝病毒的复制中断，从而不能产生新的乙肝病毒。它对已经存在的初代乙肝病毒并没有杀灭功能，所以艾米替诺福韦片不能够杀死乙肝病毒，只能够控制乙肝病毒数量增长。

【临床应用】

艾米替诺福韦片具有抗感染、杀菌消毒的功效，可以用于治疗肝炎引起的恶心、呕吐、腹胀、腹泻、食欲下降、精神萎靡等症状；也可以治疗由慢性乙型肝炎引起的肝脏疼痛、黄疸、浑身乏力、厌食、恶心、腹泻等。

【不良反应及注意事项】

1. 内分泌系统：甲状旁腺激素升高、低血磷症、高甘油三酯血症、高脂血症、低密度脂蛋白升高。建议用药期间定期监测血脂等以上指标。

2. 神经系统：头晕。在服药后应谨慎驾驶或操作机器。

3. 半乳糖不耐受：艾米替诺福韦片含有 α 乳糖，对半乳糖不耐受、有乳糖酶缺乏症或葡萄糖-半乳糖吸收不良等的患者应尽量避免选用本品进行治疗。

4. 肝脏：谷丙转氨酶（qlutamic-pyruvic transaminase，GPT）升高、谷草转氨酶（glutamic-oxaloacetic transaminase，GOT）升高。应在停止治疗后至少 6 个月内，定期进行肝功能监测，必要时可以恢复抗乙肝病毒治疗。

【药物相互作用】

本品不应与含富马酸丙酚替诺福韦、富马酸替诺福韦二吡呋酯或阿德福韦酯的药物合用。

【禁忌证】

1. 对艾米替诺福韦片以及艾米替诺福韦片制剂辅料过敏者禁用。

2. 过敏体质者慎用；严重肝肾功能不全的患者慎用。

制剂与用法

阿兹夫定片　治疗 HIV 感染：为确保给药剂量，片剂应整片吞服，不可碾碎。本品推荐剂量为成年患者每次 3 mg，每日 1 次，于睡前空腹口服。治疗普通型新型冠状病毒（COVID-19）感染：成年患者空腹整片吞服，每次 5 mg，每日 1 次，一个疗程至多不超过 14 d。

盐酸羟苄唑　滴眼剂：每次 1～2 滴，每小时 1～2 次，病情严重者每小时 3～4 次。

艾诺韦林片　片剂：75 mg。口服给药，每日 1 次，空腹服用，每次 150 mg（2 片）。

艾米替诺福韦片　片剂：25 mg。用于成人和青少年（年龄为 12 岁及以上且体重至少为 35 kg），口服，需随食物服用。每日 1 次，每次 25 mg。

思考题

1. 常用抗病毒药物有哪些？试举例说明每一种药物是如何发挥抗病毒作用的。

2. 简述阿兹夫定片的作用机制及在治疗 HIV 时服用药物的注意事项。

3. 简述艾米替诺福韦片在治疗乙肝时作用特点。

本章小结

抗病毒药分为广谱抗病毒药、抗人类免疫缺陷病毒药、抗疱疹病毒药、抗流感病毒药和抗肝炎病毒药。阿兹夫定抑制 RNA 病毒复制，主要用于治疗艾滋病、成年患者普通型新型冠状病毒感染。盐酸羟苄唑抑制被感染细胞的微小 RNA 病毒聚合酶，主要用于急性(流行性)出血性结膜炎。艾诺韦林为非核苷类逆转录酶抑制剂，主要用于治疗 HIV-1 感染初治患者。艾米替诺福韦片主要抑制病毒核酸的复制，用于治疗肝炎。

第十二章

抗真菌药

学习目标

1. 素质目标：能利用所学知识进行医患沟通，开展用药咨询服务。

2. 知识目标：掌握磷酸左奥硝唑酯二钠、康替唑胺片、注射用伏立康唑的临床应用、注意事项；熟悉磷酸左奥硝唑酯二钠、康替唑胺片、注射用伏立康唑的作用机制及不良反应。

3. 能力目标：能根据适应证、患者病情等合理选择抗真菌药物，具备及时发现药物的不良反应并进行处理的能力。

真菌感染一般分为浅部真菌感染和深部真菌感染。前者常由各种癣菌引起，主要侵犯皮肤、毛发、指（趾）甲等，发病率高；后者多由白色念珠菌、新型隐球菌、荚膜组织胞浆菌等引起，侵袭皮肤、黏膜、内脏、深部组织及全身，发病率低，但病情严重时可危及生命。近年来深部真菌感染的发病率呈上升趋势，这与长期不合理使用广谱抗菌药、细胞毒类抗恶性肿瘤药、免疫抑制药、糖皮质激素等药物有关。抗真菌药根据化学结构分为抗生素类、唑类、胺类及嘧啶类四类。

磷酸左奥硝唑酯二钠

【概述】

磷酸左奥硝唑酯二钠[(S)-ONZ-P]为硝基咪唑类抗生素，是奥硝唑左旋异构体磷酸酯衍生物的钠盐，为左奥硝唑[(S)-ONZ]的前药。从最初的甲硝唑，进一步优化结构成为替硝唑，最终发展至第三代硝基咪唑类抗生素——奥硝唑，其药物副反应不断减少。奥硝唑作为目前常用的抗厌氧菌药物，由于其疗效肯定，副作用小，已在临床上取得较好的应用效果，被广泛认同。而奥硝唑的左旋异构体左奥硝唑，与现有的奥硝唑相比，其副反应更小，临床应用价值更高。左奥硝唑的结构式如图 12-1 所示。

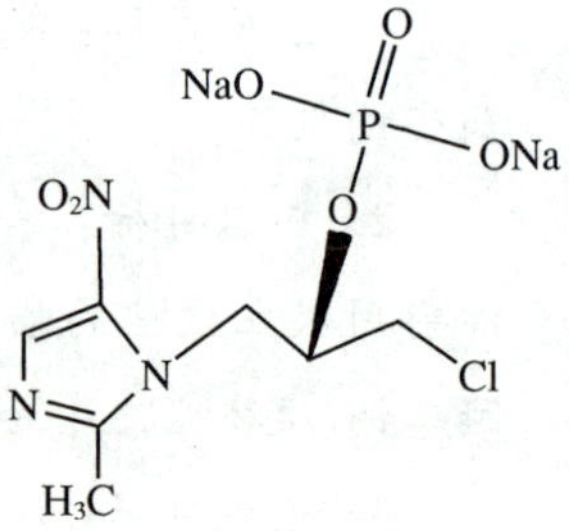

图 12-1　左奥硝唑

【药理作用】

磷酸左奥硝唑酯二钠为奥硝唑左旋异构体磷酸酯衍生物的钠盐，在人体内能迅速转化为左奥硝唑[(S)-ONZ]。左奥硝唑为奥硝唑的左旋体，属硝基咪唑类衍生物。奥硝唑抗微生物作用的可能机理：分子中的硝基，在无氧环境中还原成氨基或通过自由基的形成，与细胞成分相互作用，从而导致微生物死亡。

【作用机制】

(S)-ONZ-P 在体内可被磷酸酯酶迅速转化为(S)-ONZ，发挥其药理作用。(S)-ONZ 进入感染的微生物细胞后，在无氧、低氧条件下，硝基被氧化还原酶还原，生成毒性代谢产物，破坏 DNA 的双螺旋结构，并抑制细胞 DNA 的合成与修复，从而使病原体与细胞死亡。

【临床应用】

磷酸左奥硝唑酯二钠用于治疗由厌氧消化链球菌、衣氏放线菌、牙龈卟啉单胞菌、脆弱拟杆菌、产气荚膜梭菌、产黑色素普氏菌等多种厌氧菌感染引起的多种疾病。同时，也可用于手术前预防感染和手术后厌氧菌感染的治疗。

【不良反应及注意事项】

1. 神经系统不良反应：头痛、眩晕、颤抖、四肢麻木、痉挛和精神错乱。使用过程中如果出现共济失调、眩晕、精神错乱等症状应马上停药。

2. 消化系统不良反应：恶心、胃痛、口腔金属味。服药过程不可服用含乙醇(酒精)的饮料或药物，服用后可能出现发热、发红、呕吐、心动过速等症状。

3. 少部分患者还会出现白细胞减少等现象。在需要高剂量或使用左奥硝唑超过 10 d 的情况下，患者应定期进行化验检查和临床检查，特别是血液学检查。

【药物相互作用】

本品不能与含酒精的药物同时使用。

【禁忌证】

1. 禁用于对本品及硝基咪唑类药物过敏的患者。

2. 禁用于对本品任何辅料成分过敏的患者。

3. 除 5%葡萄糖注射液和 0.9%氯化钠注射液外，禁止本品与其他药物混合使用。

康替唑胺片

【概述】

康替唑胺片为抗感染药品，属于噁唑烷酮类抗菌药，抗菌谱主要覆盖需氧革兰氏阳性菌。2021 年 12 月 3 日，新一代噁唑烷酮类抗菌药康替唑胺片（优喜泰）被纳入国家医保目录。

【药理作用】

康替唑胺为全合成的新型噁唑烷酮类抗菌药，可用于治疗由需氧的革兰阳性菌引起的感染。康替唑胺的体外抗菌谱还包括一些厌氧菌。

【作用机制】

体外研究证实康替唑胺的抗菌作用机制与其他噁唑烷酮类抗菌药物相同，可与细菌 250S 核糖小体上的 23S 核糖 RNA 结合，并阻止细菌转译过程中所必需的功能性的 70S 起始复合体的形成，从而抑制细菌生长。康替唑胺通过抑制细菌、蛋白质合成过程中所必需的功能性 70S 起始复合体的形成而达到抑制细菌生长的作用。

【临床应用】

本品可用于治疗对康替唑胺敏感的金黄色葡萄球菌、化脓性链球菌或无乳链球菌引起的复杂性皮肤和软组织感染。

【不良反应及注意事项】

安全性较高，患者康复后，病情不容易复发。不可擅自用药、增减药量以及停药。

骨髓抑制：虽然在已完成的临床试验中，接受康替唑胺片治疗的受试者未出现骨髓抑制或有发生骨髓抑制的趋势，但是考虑到已上市的其他噁唑烷酮类药物发生的骨髓抑制不良反应，接受康替唑胺片治疗的患者，如基线血细胞计数偏低或需延长治疗时间，在治疗过程中应关注自身全血细胞计数的变化。

【药物相互作用】

单胺氧化酶抑制作用：体外研究和动物体内研究结果显示，与其他同类噁唑烷酮类药物不同，康替唑胺无显著的单胺氧化酶抑制作用。预测康替唑胺口服给药发生单胺氧化酶抑制相关的体内药物—药物相互作用的可能性很低。

【禁忌证】

妊娠期妇女慎用本品。

注射用伏立康唑

【概述】

伏立康唑是第二代合成的三唑类抗真菌药，通过抑制去甲基化酶的功能，从而抑制功能性真菌膜的形成以及维持真菌生长的麦角固醇的生物合成，破坏真菌细胞的完整性导致真菌细胞死亡，其具有抗菌谱广、抗菌效力强的特点，尤其对于侵袭性曲霉病、耐氟康唑的念珠菌病疗效较好，临床应用较为广泛。伏立康唑几乎不溶于水，在酸性条件下易转化为旋光异构体而失去活性。

【药理作用】

伏立康唑具有广谱抗真菌作用。本品对念珠菌属（包括耐氟康唑的克柔念珠菌、光滑念珠菌和白念珠菌耐药株）具有抗菌作用，对所有检测的曲霉属真菌有杀菌作用。此外，伏立康唑在体外对其他致病性真菌也有杀菌作用，包括对现有抗真菌药敏感性较低的菌属，例如足放线病菌属和镰刀菌属。

【作用机制】

抑制真菌中由细胞色素 P450 介导的 14α-甾醇去甲基化，从而抑制麦角甾醇的生物合成。

【临床应用】

治疗侵袭性曲霉病、对氟康唑耐药的念珠菌引起的严重侵袭性感染（包括克柔念珠菌）。治疗由足放线病菌属和镰刀菌属引起的严重感染。

【不良反应及注意事项】

1. 视觉障碍：如果连续治疗超过28 d，须监测视觉功能，包括视敏度、视力范围以及色觉。

2. 肝毒性：肝脏反应，包括肝炎和黄疸。患者在治疗初期以及在治疗中发生肝功能异常时必须监测肝功能，以防发生更严重的肝脏损害。监测应包括肝功能的实验室检查（特别是肝功能试验和胆红素化验）。如果临床症状和体征与肝病发展相一致，应考虑停药。

3. 致畸性：伏立康唑应用于妊娠期妇女时可导致胎儿损害。患者在用药期间怀孕，应告知其本品对胎儿的潜在危险。

4. 半乳糖不耐受：伏立康唑片剂中含有乳糖成分，罕见的、先天性的半乳糖不能耐受者，Lapp乳糖酶缺乏或葡萄糖-半乳糖吸收障碍者不宜应用本品。

【药物相互作用】

1. 本品禁止与CYP3A4底物、特非那定、阿司咪唑、西沙必利、匹莫齐特或奎尼丁合用。

2. 本品禁止与利福平、卡马西平和苯巴比妥合用，后者可以显著降低本品的血药浓度。

3. 本品不可与麦角生物碱类药物（麦角胺、二氢麦角胺）合用。

4. 西罗莫司与伏立康唑合用时，前者的血药浓度可能显著增高，因此这两种药物不可同时应用。

5. 本品禁止与利托那韦（每次400 mg，每12 h 1次）合用。

6. 本品禁止与依非韦伦同时应用。二者同时应用时，伏立康唑血药浓度显著降低，依非韦伦的血药浓度则显著增高。

7. 本品禁止与利福布丁同时应用。二者合用，伏立康唑血药浓度显著降低，利福布丁的血药浓度则显著增高。

【禁忌证】

1. 禁用人群：对伏立康唑活性成分及赋形剂过敏者禁用。罕见的、先天性的半乳糖不耐受者，Lapp 乳糖酶缺乏或葡萄糖半乳糖吸收障碍者不宜应用本品。

2. 慎用人群：

（1）对其他唑类药物过敏者慎用。

（2）哺乳期妇女慎用，用药期间应暂停哺乳喂养。

（3）伴有先天性或获得性 Q-T 间期延长、窦性心动过缓、低钾血症及心肌病等心律失常危险因素的患者慎用。

（4）重度肝功能不全者慎用。

（5）妊娠期妇女慎用。

（6）对酒精过敏者慎用。

制剂与用法

磷酸左奥硝唑酯二钠

(1) 用于治疗阿米巴病。成人：每日 1～1.5 g。儿童：每日 30～40 mg/kg。

(2) 用于治疗敏感厌氧菌引起的手术后感染。成人：每日 1～1.5 g，静脉滴注。单次静脉滴注可以使用 1 g。儿童：每日 20～30 mg/kg，静脉滴注。新生儿和婴儿：每日 20 mg/kg，每次 10 mg/kg，每天 2 次，静脉滴注。在患者情况允许时，可采用相同剂量的口服给药方式给药。

(3) 用于预防外科手术导致的敏感厌氧菌感染。抗生素使用应该是短期的，通常限于每次手术期间使用。有时使用 24 h，但不应超过 48 h。成人：麻醉诱导时静脉滴注 1 g，24 h 后可再次给药 1 g。儿童：每日 20～30 mg/kg，给药方案与成人相同，静脉滴注。新生儿和婴儿：每日 20 mg/kg，每次用药 10 mg/kg，每天 2 次，静脉滴注。

康替唑胺片　成人：本品应随餐或进餐后 30 min 内口服，每次 800 mg(2 片)，每 12 h 服用 1 次。建议一个疗程(连续治疗天数)为 7 d 至 14 d，也可根据病情需要适当延长，总的疗程可由治疗医生根据感染的严重程度及患者对治疗的反应而制订。

注射用伏立康唑　本品在静脉滴注前先使用 5 mL 专用溶媒溶解，再稀释至 2 mg/mL。本品不宜用于静脉推注。建议本品的静脉滴注速度最快不超过每小时 3 mg/kg，稀释后每瓶滴注时间须在 1～2 h。

思考题

1. 常用抗真菌药物有哪些？试举例说明每一种药物是如何发挥抗真菌作用的。

2. 简述康替唑胺片的作用机制及不良反应。

3. 简述注射用伏立康唑在给药时的注意事项。

本章小结

抗真菌药按照化学结构分为抗生素类、唑类、胺类及嘧啶类四类。磷酸左奥硝唑酯二钠为硝基咪唑类抗生素，主要破坏 DNA 的双螺旋结构，并抑制细胞 DNA 的合成与修复，从而使病原体与细胞死亡，用于治疗厌氧菌感染引起的多种疾病。康替唑胺片属于噁唑烷酮类抗菌药，主要抑制细菌蛋白质合成过程中所必需的功能性 70S 起始复合体的形成而达到抑制细菌生长的作用，用于治疗复杂性皮肤和软组织感染。注射用伏立康唑是第二代合成的三唑类抗真菌药，主要抑制真菌中由细胞色素 P450 介导的 14α-甾醇去甲基化，从而抑制麦角甾醇的生物合成，主要用于侵袭性曲霉病、对氟康唑耐药的念珠菌引起的严重侵袭性感染。

第十三章

抗恶性肿瘤药

学习目标

1. 素质目标：能运用所学知识与患者及其家属进行沟通，并具有正确进行用药宣讲，指导患者合理用药的能力。

2. 知识目标：掌握常用抗肿瘤药物的药理作用、临床应用、注意事项；熟悉抗肿瘤药物的不良反应；了解抗肿瘤药物的作用机制、参考用法用量。

3. 能力目标：具备根据适应证合理选择抗恶性肿瘤药物、降低不良反应的发生的能力。

恶性肿瘤是严重威胁人类健康的常见病、多发病。治疗恶性肿瘤的三大主要方法为药物治疗、化学治疗和放射放疗。其中，抗恶性肿瘤药物（简称化疗药物）作为临床综合治疗的重要组成部分，可明显延长恶性肿瘤患者的生存时间、改善其生活质量。传统的细胞毒类抗肿瘤药在目前的肿瘤化学治疗中仍起主导作用，而以分子靶向药物为代表的新型抗肿瘤药物也已取得突破性进展，其在治疗中的重要性不断上升。

第一节　治疗乳腺癌的药物

羟乙磺酸达尔西利片

【概述】

羟乙磺酸达尔西利片（SHR6390）是一种口服、高效、选择性小分子蛋白依赖性激酶 4/6（CDK 4/6）抑制剂，为 1 类新药。本品在药物分子结构上进行了创新，且为口服片剂，用药便利。

【药理作用】

达尔西利(dalpiciclib)是一种周期蛋白依赖性激酶 4/6(CDK4/6)抑制剂，可抑制肿瘤细胞的增殖。

【作用机制】

达尔西利能够选择性地抑制 CDK4/6 激酶活性，进而阻断 CDK4/6-Rb 信号通路，诱导细胞 G1 期的阻滞并选择性地抑制 Rb 高表达肿瘤细胞的增殖，从而达到抗肿瘤的作用。

【临床应用】

本品联合氟维司群，适用于既往接受内分泌治疗后出现疾病进展的激素受体（hormone receptor，HR）阳性、人表皮生长因子受体 2(human epidermal growth factor receptor 2，HER2)阴性的复发或转移性乳腺癌患者。

【不良反应及注意事项】

1. 中性粒细胞减少。对于出现 3 级及以上中性粒细胞减少症的患者，应暂停给药、使用粒细胞集落刺激因子（G -CSF）和/或剂量下调进行处理，并进行密切监测。患者出现任何发热事件立即报告医生。

2. 联合氟维司群使用可出现中性粒细胞计数降低、白细胞计数降低、贫血、血小板降低、皮疹、肝酶升高、恶心、淋巴细胞计数降低、骨骼肌肉疼痛、口腔黏膜炎、乏力及血肌酐升高等症状。

【药物相互作用】

体外人肝微粒体及重组酶代谢研究显示，CYP3A4 是达尔西利的主要代谢酶，CYP2C9 和 CYP2C8 也介导了部分代谢反应。达尔西利对 CYP1A2、CYP2B6、CYP2C8、CYP2C9、CYP2C19、CYP2D6 和 CYP3A 无明显直接抑制作用。达尔西利对 CYP3A 还原型辅酶 1（NADPH）的时间依赖性有抑制作用。体外酶诱导试验显示，达尔西利对 CYP1A2、CYP2B6 和 CYP3A4 无明显诱导作用。

1. 达尔西利与 CYP3A4 强抑制剂的药物相互作用。用达尔西利治疗期间，应避免合并使用 CYP3A4 强抑制剂，包括但不限于：伊曲康唑、酮康唑、泊沙康唑、伏立康唑、克拉霉素、泰利霉素、奈法唑酮、利托那韦、奈非那韦、沙奎那韦、茚地那韦、特拉匹韦和葡萄柚或葡萄柚汁。

2. 达尔西利与 CYP3A4 强诱导剂的药物相互作用。150 mg 达尔西利联合 600 mg 利福平（CYP3A4 强诱导剂）用药后，达尔西利在受试者体内的暴露量较单用达尔西利时明显降低，AUCor、AUCo 和 Cmax 分别约降低了 80.5%、80.7%和 64.0%。

用达尔西利治疗期间应避免合并使用 CYP3A4 强诱导剂，包括但不限于：卡马西平、恩扎卢胺、苯妥英和利福平。

3. 达尔西利与转运蛋白的相互作用。达尔西利是 P-糖蛋白(P-gp)底物，对 P-gp 和乳腺癌耐药蛋白(breast cancer resistance protein，BCRP)有一定抑制作用，达尔西利与 P-gp 底物类药品(如地高辛、达比加群、非索非那丁)或 BCRP 底物类药品(如瑞舒伐他汀、柳氮磺胺吡啶)合并使用或可增加它们的暴露量。此外，达尔西利在体内存在抑制有机阴离子转运多肽(organic anion-transporting polypeptide，OATP1B1、OATP1B3)和多药及毒素外排转运蛋白 1(multidrug and toxin extrusion transporter 1，MATE1)的风险，与 OATP1B1/OATP1B3 底物类药品(如普伐他汀、瑞格列奈、格列苯脲)或 MATE1 底物类药品(如二甲双胍)合并使用或可增加它们的暴露量。

【禁忌证】

已知对达尔西利或本品任何成分过敏者禁用。

哌柏西利胶囊

【概述】

哌柏西利(palbociclib)胶囊是一种口服细胞周期蛋白依赖性激酶(CDK4/6)抑制剂。CDK4 和 CDK6 是细胞周期的关键调节因素,能够触发细胞周期进展。哌柏西利胶囊的商品名为爱博新(ibrance)。

【药理作用】

细胞周期失控是癌症的一个标志性特征,CDK4/6 在许多癌症中均过度活跃,导致细胞增殖失控。哌柏西利选择性抑制 CDK4/6,恢复细胞周期控制,阻断肿瘤细胞增殖。

【作用机制】

CDK4/6 是细胞周期的关键调节因子,能够触发细胞周期从生长期(G1 期)向 DNA 复制期(S1 期)转变。在雌激素受体阳性(ER+)乳腺癌中,CDK4/6 的活动非常频繁。CDK4/6 是 ER 信号的关键下游靶标,本品对 CDK4/6 和 ER 信号的双重抑制具有协同作用,并能够抑制 G1 期 ER+乳腺癌细胞的生长。

【临床应用】

本品适用于 HR 阳性、HER2 阴性的局部晚期或转移性乳腺癌患者,应与芳香化酶抑制剂联合使用用于绝经后女性患者的初始内分泌治疗。

【不良反应及注意事项】

1. 在使用哌柏西利期间可能发生中性粒细胞减少症、白细胞减少症和感染等不良反应，如果发生严重感染并导致发热住院，可进行中性粒细胞输注。

2. 可能出现疲乏、恶心、口腔炎、贫血、脱发、腹泻、GOT 升高等不良反应。

3. 服用哌柏西利治疗乳腺癌患者时，避免食用外源性雌激素食物。外源性雌激素食物对治疗效果有很大影响。

4. 当绝经前/围绝经期妇女接受哌柏西利和芳香酶抑制剂的联合治疗时，必须进行卵巢切除术或使用黄体生成素释放激素激动剂来抑制其卵巢功能。

5. 哌柏西利应与食物同服，随餐服用。

【药物相互作用】

1. 哌柏西利应避免与强效 CYP3A 抑制剂合用，包括但不限于克拉霉素、茚地那韦、伊曲康唑、酮康唑、洛匹那韦/利托那韦、奈法唑酮、奈非那韦、泊沙康唑、沙奎那韦、特拉匹韦、泰利霉素、伏立康唑等。但与轻度和中度 CYP3A 抑制剂合用时无须调整剂量。

2. 哌柏西利应避免与强效 CYP3A 诱导剂合用，包括但不限于卡马西平、恩杂鲁胺、苯妥英和利福平。但与中效 CYP3A 诱导剂合用时无须调整剂量。

3. 治疗指数狭窄的 CYP3A4 敏感底物（如阿芬太尼、环孢素、双氢麦角胺、麦角胺、依维莫司、芬太尼、匹莫齐特、奎尼丁、西罗莫司和他克莫司）与哌柏西利同时使用时可能需要降低剂量，因为哌柏西利可增加它们的暴露量。

4. P 糖蛋白（permeability glycoprotein，P-gp）（如地高辛、达比加群、秋水仙碱）或 BCRP（如普伐他汀、瑞舒伐他汀、柳氮磺胺吡啶)的底物类药品与哌柏西利合并使用时会增强它们的治疗作用并引起不良反应。

【禁忌证】

对本品任何成分过敏者禁用。

马来酸吡咯替尼

【概述】

马来酸吡咯替尼是我国首个基于Ⅱ期临床研究成果获得国家药品监督管理局批准上市的治疗实体瘤的创新药，该产品的上市为中国 HER2 阳性晚期乳腺癌患者带来新的治疗选择。

【药理作用】

马来酸吡咯替尼是不可逆性 HER2、表皮生长因子受体（epidermal growth factor receptor，EGFR）双靶点的酪氨酸激酶抑制剂。

【作用机制】

与细胞内 HER2 和 EGFR 激酶区的 ATP 结合位点共价结合，阻止肿瘤细胞内 HER2 和 EGFR 的同质和异质二聚体形成，抑制其自身的磷酸化，阻断下游信号通路的激活，从而抑制肿瘤细胞生长。

【临床应用】

联合卡培他滨，适用于治 HER2 阳性、既往未接受或接受过曲妥珠单抗的复发或转移性乳腺癌患者。患者使用本品前应接受过蒽环类或紫杉类化疗。

【不良反应及注意事项】

1. 皮肤反应：色素沉着障碍、手足综合征。
2. 胃肠道反应：腹泻、恶心、口腔黏膜炎、呕吐。
3. 代谢及营养类疾病：血钾降低、血三酰甘油升高、食欲下降、体重降低。

4. 血液系统反应：中性粒细胞计数降低、白细胞计数降低、血红蛋白降低。

5. 肝胆系统反应：GPT 升高、GOT 升高、血胆红素升高。

【药物相互作用】

1. 根据体外研究结果，吡咯替尼主要由 CYP3A4 酶代谢，与 CYP3A4 的强诱导剂（例如地塞米松、苯妥英钠、卡马西平、利福平、利福布汀、利福喷丁）合并使用时，这些药品可能降低吡咯替尼的系统暴露，潜在地影响其抗肿瘤治疗效果。吡咯替尼与 CYP3A4 强抑制剂（例如酮康唑、伊曲康唑、红霉素、克拉霉素、茚地那韦、利托那韦、伏立康唑、葡萄柚）合并使用时，这些药品可能增加吡咯替尼的系统暴露，导致患者的安全风险增加。肝功能不全患者尤其需要警惕吡咯替尼与 CYP3A4 抑制剂的药物相互作用风险。

2. 吡咯替尼对 CYP2C19 酶有较弱的抑制作用（半数抑制浓度（IC 50）= 18.52 μ mol/L），同时使用经 CYP2C19 酶代谢的药物可能会提高该药物的血药浓度。

3. 体外研究结果表明，吡咯替尼是 P-gp 转运底物，抑制 P-gp的药物可能会增加吡咯替尼的血药浓度。吡咯替尼对 P-gp 几乎无抑制作用。

【禁忌证】

对吡咯替尼或本品任何成分过敏者禁用。

第二节 治疗肺癌的药物

恩曲替尼

【概述】

恩曲替尼(rozlytrek)是复方制剂,其组分为盐酸二甲双胍和维格列汀,是一种新型的、可口服的、具有中枢神经系统活性的酪氨酸激酶抑制剂(tyrosine kinase inhibitors, TKI),是临床上唯一一种被证明对原发性和转移性中枢神经系统(central nervous system, CNS)疾病有疗效的原肌球蛋白受体激酶(tropomyosin receptor kinase, TRK)抑制剂,并且没有不良的脱靶活性。

【药理作用】

恩曲替尼是一种激酶抑制剂。

【作用机制】

TRK 受体通过丝裂原活化蛋白激酶、磷酸肌醇 3-激酶和磷脂酶 C-γ 的下游信号产生细胞增殖。ALK 通过添加下游 JAK/STAT 激活产生类似的信号。这些都抑制了癌细胞的增殖,并使肿瘤的体积缩小。

【临床应用】

1. ROS1 阳性转移性非小细胞肺癌(non-small cell lung cancer, NSCLC)成人患者。

2. 成人和 12 岁及以上儿童实体瘤患者中符合以下条件者:

(1) 具有神经营养性酪氨酸受体激酶(neuro trophin receptor kinase, NTRK)基因融合且没有已知的获得性耐药突变。

(2) 转移性或外科手术切除可能导致严重并发症,以及经治疗后疾病进展或没有令人满意的替代治疗方案者。

【不良反应及注意事项】

常见不良反应包括疲劳、便秘、消化不良、水肿、头晕、腹泻、恶心、感觉异常、呼吸困难、肌肉疼痛、认知障碍、体重增加、咳嗽、呕吐、发烧、关节疼痛和视力障碍。最严重的不良反应是充血性心力衰竭、中枢神经系统紊乱、骨折、肝毒性、高尿酸血症、QT 间期延长、视力障碍以及胚胎-胎儿毒性。

1. 充血性心力衰竭(congestire heart failure, CHF):对于有症状或已知有 CHF 危险因素的患者,在启用恩曲替尼前应评估其左心室射血分数(left ventricle ejection fraction, LVEF)。监测患者 CHF 的临床症状和体征。对于心肌炎患者,伴或不伴射血分数降低,可能需要进行磁共振(magnetic resonance, MR)检查或心脏活检以明确诊断。对于新发或恶化的 CHF,应停药,重新评估 LVEF 并开展适当的治疗。基于 CHF 的严重性或 LVEF 进行性恶化程度,减少剂量或永久停药。

2. CNS 紊乱:使用恩曲替尼可出现 CNS 不良反应,包括认知功能障碍、情绪障碍、头昏和睡眠障碍。基于严重性,暂停给药并在症状改善后重新以相同剂量或降低剂量启用,或永久停药。

3. 骨折:恩曲替尼会增加骨折风险。及时对有骨折症状或体征的患者进行评估。

4. 肝毒性：监测肝脏实验室检查指标(GPT、GOT)，在治疗的第 1 个月每 2 周监测 1 次，此后每月监测 1 次，并根据临床情况进行监测。根据严重性暂停或永久停药。若暂停，则在根据严重性重启给药时给予相同剂量或减量给药。

5. 高尿酸血症：在启用恩曲替尼之前以及在治疗过程中定期评估血清尿酸水平。监测有高尿酸血症症状和体征的患者，根据临床需要给予降尿酸药物，并对有症状和体征的高尿酸血症患者暂停给药。根据严重性，在症状改善后重启相同剂量或减量使用。

6. QT 间期延长：对合并或有 QTc 间期延长风险的患者进行监测。在基线评估 QT 间期和电解质，并在治疗期间定期监测。根据严重性，暂停给药并在症状改善后以相同剂量或减少剂量重新给药，或永久停药。

7. 视力障碍：新出现视力改变或视力改变影响日常活动，暂停给药，直至症状好转或稳定。对患者进行眼科评估，在症状改善或稳定后以相同剂量或减量重启给药。

8. 胚胎-胎儿毒性：可致胎儿损害。告知育龄期女性该药物可能对胎儿的潜在伤害并提示其采取有效的避孕措施。

【药物相互作用】

1. 应避免本品与中度或重度 CYP3A 抑制剂及葡萄柚同时服用。如果不能避免联合给药，则需要减少本品的剂量。

2. 本品可导致 QTc 间期延长，应避免本品与其他已知有可能延长 QT/QTc 间期的产品合用。

【禁忌证】

尚不明确。

第三节　治疗卵巢癌的药物

氟唑帕利胶囊

【概述】

氟唑帕利是我国自主研发并拥有自主知识产权的一款1类新药。

【药理作用】

氟唑帕利是一种小分子药物，可抑制小分子多腺苷二磷酸核糖聚合酶[poly(ADP-ribose) polymerase，PARP]。

【作用机制】

氟唑帕利为小分子PARP抑制剂，可抑制乳腺癌易感基因(BRCA1/2)功能异常细胞中的DNA修复过程，诱导细胞周期阻滞，进而抑制肿瘤细胞增殖。

【临床应用】

1. 适用于既往经过二线及以上化疗的伴有胚系乳腺癌相关基因(breast cancer-related gene，BRCA)突变的铂敏感复发性卵巢癌、输卵管癌或原发性腹膜癌患者的治疗。

2. 用于铂敏感复发性上皮性卵巢癌、输卵管癌或原发性腹膜癌成人患者在含铂化疗达到完全缓解或部分缓解后的维持治疗。

【不良反应及注意事项】

常见的不良反应主要是恶心、呕吐、乏力、白细胞计数降低、血红蛋白降低、中性粒细胞计数降低、食欲下降和血小板减少。严重的不良反应有血液学毒性、骨髓增生异常综合征/急性髓系白血病及胚胎-胎儿毒性。

1. 血液学毒性：如果患者出现重度或输血依赖性的血液学毒性，应中断治疗，并且应进行相关的血液学检测。如果本品给药中断4周后血液指标仍存在临床异常，则推荐骨髓分析和/或血细胞遗传学分析。

2. 骨髓增生异常综合征（myelodysplastic syndrome，MDS）/急性髓系白血病（acute myeloid leukemia，AML）：在实际使用过程中，应密切监测MDS/AML的症状、体征和实验室检查结果。一旦确诊应永久停药，并进行适当的治疗。

3. 胚胎-胎儿毒性：当妊娠期妇女服用本品时，可能对胎儿造成伤害，在妊娠期间不应服用本品。如果患者在服用药物期间怀孕，应告知患者本品对胎儿潜在的危害。建议育龄期女性在治疗期间以及最后一次服药后6个月内必须采取有效的避孕措施。

【药物相互作用】

1. 在本品治疗期间应避免合并使用CYP3A4强抑制剂，包括博西泼韦、考比司他、丹诺普韦、利托那韦、埃替格韦、茚地那韦、伊曲康唑、酮康唑、洛匹那韦、帕利瑞韦、奥比他韦、达萨布韦、泊沙康唑、沙奎那韦、特拉普韦、替拉那韦、泰利霉素、醋竹桃霉素、伏立康唑、克拉霉素、依达拉西布、奈法唑酮、奈非那韦等。如必须使用，需停用氟唑帕利。

应避免合并使用CYP3A4中度抑制剂，包括阿瑞匹坦、环丙沙星、考尼伐坦、克唑替尼、环头孢素、地尔硫卓、决奈达隆、红霉素、氟康唑、氟伏沙明、伊马替尼、托非索泮、维拉帕米等。如必须使用，需降低氟唑帕利剂量。

在用本品治疗期间，避免食用含有 CYP3A4 抑制剂的食物，如西柚、西柚汁、酸橙和酸橙汁等。

2. 在用本品治疗期间应避免合并使用 CYP3A4 强效诱导剂，包括阿帕他胺、卡马西平、恩扎卢胺、米托坦、苯妥英钠、利福平、贯叶连翘等，以及中效诱导剂，包括波生坦、依非韦伦、依曲韦林、苯巴比妥和扑米酮等。如必须使用，本品的疗效可能会显著降低。

【禁忌证】

1. 对本药物成分下的活性成分和辅料过敏的患者禁用。

2. 治疗期间和末次给药后 1 个月内停止哺乳。

第四节 治疗淋巴癌的药物

度维利塞胶囊

【概述】

度维利塞（copiktra）是一款磷脂酰肌醇－3－激酶（phosphoinositide 3-kinase，PI3K）-δ 和 PI3K－γ 口服双重抑制剂。目前，PI3K 是新药研发的热门靶点之一，该靶点信号通路中关键节点的不同类型抑制剂正处于不同的临床试验阶段。

【药理作用】

度维利塞是一种新型 PI3K 选择性抑制剂，具有对 PI3K－δ 和 PI3K－γ 的双重抑制作用。PI3K 信号通路的异常被认为可以导致肿瘤细胞的繁衍，并协助形成有利于癌变细胞逃逸免疫监控的肿瘤微环境。抑制 P13K－δ 和 P13K－γ 通路对于多种 B 细胞和 T 细胞淋巴瘤有显著临床疗效，同时临床前数据也显示其对多种实体瘤的免疫治疗有显著增效作用。

度维利塞对 PI3K-δ 的抑制可使恶性肿瘤细胞凋亡，而对 PI3K-γ 的抑制则减少了肿瘤微环境中支持细胞分化和转移的因素。

【作用机制】

度维利塞是一种 PI3K 抑制剂，主要抑制正常和恶性 B 细胞上表达的 PI3K-δ 和 PI3K-γ 亚型的活性。度维利塞可抑制多个关键细胞的信号通路，包括 B 细胞受体下游的信号和趋化因子受体 12 介导的恶性 B 细胞的趋化作用。此外，度维利塞还可抑制趋化因子配体 12 诱导的 T 细胞迁移，以及巨噬细胞集落刺激因子（macrophage colony-stimulating factor，M-CSF）和白细胞介素-4（interleukin-4，IL-4）诱导的巨噬细胞 M2 表型极化。

【临床应用】

用于在至少两次先前治疗后患有复发性或难治性慢性淋巴细胞性白血病（chronic lymphocytic leukemia，CLL）或小淋巴细胞淋巴瘤（small lymphocytic lymphoma，SLL）的成年患者。

【不良反应及注意事项】

腹泻、结肠炎、中性粒细胞计数减少、皮疹、疲劳、发热、咳嗽、恶心、上呼吸道感染、肺炎、肌肉骨骼疼痛和贫血。

本品可能导致胎儿伤害。建议育龄期妇女及其男性伴侣在服药期间采取有效的避孕措施。

【药物相互作用】

1. 本品与强效 CYP3A4 抑制剂合用时，剂量减少至每次 15 mg，每日 2 次。

2. 本品避免与强 CYP3A4 诱导剂共同给药。

3. 本品避免与中度 CYP3A4 诱导剂共同给药。如果无法避免共同给药，请增加本品的剂量。

4. 本品为 CYP3A4 底物，当与敏感的 CYP3A 底物共同给药时须监测血药浓度及毒性反应。

【禁忌证】

对本品活性成分或任何辅料过敏者禁用。

阿基仑赛注射液

【概述】

阿基仑赛注射液是中国首个获批的嵌合抗原受体 T(chimeric antigen receptor T cell, CAR-T)药物,属于个人定制化的活细胞药品。

【药理作用】

阿基仑赛可将识别过度增殖的淋巴瘤 B 细胞的"眼睛"安装在杀伤性 T 细胞表面,使机体重新获得对过度增殖的 B 淋巴细胞的杀伤力,从而杀伤肿瘤细胞。

【作用机制】

阿基仑赛是一种靶向 CD19 的经基因修饰的自体 T 细胞免疫治疗药物,可与表达 CD19 的肿瘤细胞和正常 B 细胞结合。当抗 CD19 的 CAR-T 细胞与表达 CD19 的靶细胞结合后,CD28 和 CD3-zeta 共刺激结构域激活下游级联信号,导致 T 细胞活化、增殖、获得效应功能并分泌炎症细胞因子和趋化因子实现表达 CD19 细胞的杀伤。

【临床应用】

本品用于治疗既往接受二线或以上系统性治疗后复发或难治性大 B 细胞淋巴瘤成人患者,包括非特指型(not otherwise specified, NOS)弥漫大 B 细胞淋巴瘤(diffuse large B cell lymphoma, DLBCL)、原发纵隔大 B 细胞淋巴瘤(primany mediastinal large B cell lymphoma, PMBCL)、高级别 B 细胞淋巴瘤和滤泡性淋巴瘤转化的 DLBCL。

【不良反应及注意事项】

1. 一般不良反应：细胞因子释放综合征（cytokine release syndrome，CRS）、发热、低血压、脑病、心动过速、疲乏、头痛、食欲下降、寒战、腹泻、发热性中性粒细胞计数减少、恶心、缺氧、震颤、咳嗽、呕吐、眩晕、便秘、心律失常等。

2. 严重不良反应：肺部感染、发热性中性粒细胞计数减少、心律失常、心力衰竭、尿路感染、肾功能不全、失语、心脏骤停、难辨梭菌感染、谵妄、低血压和缺氧等。由于可能发生神经系统事件（包括精神状态改变或惊厥发作），患者应避免驾驶、操作重型或有潜在危险的机器，直至输注后至少 8 周或直至神经系统不良反应消退。

【药物相互作用】

暂无相关研究内容。

【禁忌证】

1. 因化疗而有严重不良反应（尤其是肺反应、心脏反应或低血压）且尚未恢复的患者禁用。

2. 有未控制的活动性感染的患者禁用。

3. 患活动性移植物抗宿主病的患者禁用。

注射用卡瑞利珠单抗

【概述】

注射用卡瑞利珠单抗的活性成分：卡瑞利珠单抗[人源化抗程序性死亡受体 1（programmed death-1，PD-1）单克隆抗体]；辅料：α，α-二水合海藻糖、聚山梨酯 20、冰乙酸、氢氧化钠和注射用水。本品可与紫衫醇、卡铂和顺铂联合使用，治疗鳞癌和非鳞癌，为更多患者带来生存的机会。

【药理作用】

注射用卡瑞利珠单抗是一种人类免疫球蛋白 G4（immunoglobulin G4，IgG4）单克隆抗体，可与 PD-1 结合，阻断其与 PD-L1 和 PD-L2 之间的相互作用，阻断 PD-1 通路介导的免疫抑制反应，包括抗肿瘤免疫反应。

【作用机制】

T 细胞表达的 PD-1 与其配体 PD-L1 和 PD-L2 结合，可以抑制 T 细胞增殖和细胞因子生成。部分肿瘤细胞的 PD-1 配体上调，通过这个通路信号传导可抑制激活的 T 细胞对肿瘤的免疫监视。

【临床应用】

1. 本品用于至少经过二线系统化疗的复发或难治性经典型霍奇金淋巴瘤患者的治疗。

2. 本品用于既往接受过索拉非尼治疗和/或含奥沙利铂系统化疗的晚期肝细胞癌患者的治疗。

3. 本品联合培美曲塞和卡铂，适用于 EGFR 基因突变阴性和间变性淋巴瘤激酶（anaplastic lymphoma kinase，ALK）阴性的、不可手术切除的局部晚期或转移性非鳞状 NSCLC 的一线治疗。

4. 本品用于既往接受过一线化疗后疾病进展或不可耐受的局部晚期或转移性食管鳞癌患者的治疗。

【不良反应及注意事项】

最常见的不良反应：反应性毛细血管增生症、甲状腺功能减退症、天门冬氨酸氨基转移酶升高、乏力、丙氨酸氨基转移酶升高、贫血、蛋白尿、发热和白细胞计数减少症。

反应性毛细血管增生症，大多发生在体表皮肤，少数可见于口腔黏膜、鼻腔黏膜以及眼睑结膜。发生于皮肤的反应性毛细血管增生，初始多表现为体表鲜红色点状物，直径≤2 mm，随着用药次数增加，病变范围可逐渐增大，多为结节状，也有斑片状，颜色鲜红或暗红，需观察临床症状和体征。

妊娠期间给予卡瑞利珠单抗有潜在的风险，会使流产或死胎的比例增加。

【药物相互作用】

本品是一种人源化单克隆抗体，尚未进行与其他药物的药代动力学相互作用研究。因为单克隆抗体不经细胞色素 P450（CYP）酶或其他药物代谢酶代谢，所以合并使用的药物对这些酶的抑制或诱导作用预期不会影响本品的药代动力学过程。

考虑到其他药品干扰本品药效学活性的可能性，应避免在用本品治疗前使用全身性皮质类固醇及其他免疫抑制剂。如果为了治疗免疫相关的不良反应，可在开始治疗后使用全身性皮质类固醇及其他免疫抑制剂。

【禁忌证】

对本药物中的活性成分和辅料有过敏反应的患者禁用。

第五节　治疗胃癌的药物

斯鲁利单抗

【概述】

PD-1抑制剂斯鲁利单抗是我国自主研发创新且不限癌种的免疫抑制剂。

【药理作用】

通过重新激活患者体内的T细胞、B细胞、单核细胞，增强体内T细胞的免疫能力，杀死癌细胞，从而起到抗癌的作用，如图13-1所示。

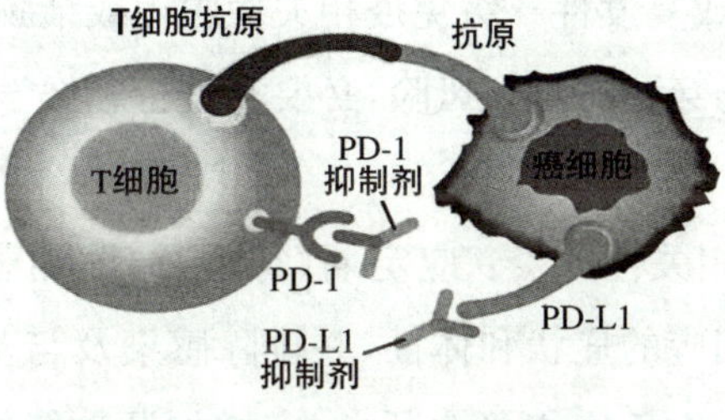

图13-1　斯鲁利单抗的药理作用

【作用机制】

斯鲁利单抗通过阻断PD-1与其配体PD-L1和PD-L2之间的相互作用，从而激活可能影响肿瘤细胞和健康细胞的T淋巴细胞。

【临床应用】

1. 不可切除或转移性“微卫星”高度不稳定(microsatellite instability-high, MSI-H)的成人晚期实体瘤患者。

2. 既往经过氟尿嘧啶类药物、奥沙利铂和伊立替康治疗后出现疾病进展的晚期结直肠癌患者。

3. 既往至少二线治疗后出现疾病进展且无满意替代治疗方案的晚期胃癌患者。

4. 既往至少一线治疗后出现疾病进展且无满意替代治疗方案的其他晚期实体瘤患者。

【不良反应及注意事项】

1. 免疫相关性肺炎：发生 2 级免疫相关性肺炎应暂停用药；发生 3 级及以上或复发性 2 级免疫相关性肺炎应永久停药。

2. 免疫相关性腹泻及结肠炎：腹痛、腹泻、黏液便或血样便。发生 2 级或 3 级免疫相关性腹泻或结肠炎，应暂停本品治疗；发生 4 级或复发性 3 级免疫相关性腹泻或结肠炎，应永久停药。应考虑肠穿孔的潜在风险，必要时进行影像学和/或内镜检查以确认。

3. 免疫相关性肝炎：应定期(每个月)监测患者肝功能的变化及肝炎相应的症状和体征，并排除感染及与基础疾病相关的病因。如发生免疫相关性肝炎，应增加肝功能检测频率。发生 2 级免疫相关性肝炎，应暂停本品治疗；发生 3 级或 4 级免疫相关性肝炎，应永久停止本品治疗。

4. 免疫相关性肾炎：应定期(每个月)监测肾功能的变化及肾炎相应的症状和体征。如发生免疫相关性肾炎，应增加肾功能检测频率。多数出现血肌酐升高的患者无临床症状，应排除肾功能损伤的其他病因。发生 2 级或 3 级血肌酐升高，应暂停本品治疗；发生 4 级血肌酐升高，应永久停止本品治疗。

5. 免疫相关性内分泌疾病：甲状腺疾病、垂体功能减退症、高血糖症或糖尿病。

【药物相互作用】

本品是一种人源化单克隆抗体，尚未进行与其他药物的药代动力学相互作用研究。因为单克隆抗体不经细胞色素 P450（CYP）酶或其他药物代谢酶代谢，所以合并使用的药物对这些酶的抑制或诱导作用预期不会影响本品的药代动力学。

为避免干扰本品药效学活性，应避免在开始应用本品治疗前使用全身性皮质类固醇及其他免疫抑制剂。如果为了治疗免疫相关性不良反应，可在开始应用本品治疗后使用全身性皮质类固醇及其他免疫抑制剂。

【禁忌证】

尚不明确。

注射用维迪西妥单抗

【概述】

注射用维迪西妥单抗是我国自主研发的创新抗体偶联药物。

【药理作用】

注射用维迪西妥单抗兼具抗体靶向性和小分子药物杀伤性的特性，以肿瘤表面的 HER2 蛋白为靶点，能精准识别和杀伤肿瘤细胞。

【作用机制】

维迪西妥单抗是一种新型的靶向 HER2 的抗体偶联药物(antibody-drug conjugates, ADC)，由重组的人源化 HER2 IgG1 单克隆抗体通过连接子与微管抑制剂单甲基澳瑞他汀 E(monomethyl auristatin E, MMAE)偶联而成。维迪西妥单抗的抗体部分结合至细胞表面 HER2 的胞外结构域后，ADC 复合物经细胞内吞并转运到溶酶体，连接子经酶切后释放出微管抑制剂 MMAE，破坏细胞内微管网络，导致有丝分裂细胞周期停止和细胞凋亡。此外，体外研究显示，维迪西妥单抗可抑制 HER2 受体信号，并具有抗体依赖细胞介导的细胞毒性(antibody-dependent cell-mediated cytotoxicity, ADCC)作用。

【临床应用】

本品适用于至少接受过 2 个系统化疗的 HER2 过表达局部晚期或转移性胃癌(包括胃食管结合部腺癌)的患者，HER2 过表达定义为 HER2 免疫组织化学检查结果为 2 或 3。

该适应证是基于一项 HER2 过表达的局部晚期或转移性胃癌患者(包括胃食管结合部腺癌)的Ⅱ期单臂临床试验结果给予的附条件批准。

【不良反应及注意事项】

本品耐受性好,不良反应大多可耐受,最常见的是痤疮样皮疹、疲劳、腹泻、恶心、呕吐、腹痛、发热和便秘等。

1. 皮肤毒性反应:痤疮样皮疹、皮肤干燥、裂伤和感染等。此类患者用药期间应注意避光。轻至中度皮肤毒性反应无须调整剂量,发生重度皮肤毒性反应者,应酌情减量。

2. 严重过敏反应:使用维迪西妥单抗前应进行过敏试验;静脉注射 20 mg,并观察 10 min 以上,结果呈阳性的患者慎用,但阴性结果并不能完全排除严重过敏反应的发生。

3. 输液反应:严重的输液反应发生率为 3%,致死率低于 0.1%。其中 90%输液反应发生于第 1 次使用时,以突发性气道梗阻、荨麻疹和低血压为特征。因部分输液反应发生于后续用药阶段,故应在医生监护下用药。在发生轻至中度输液反应时,可减慢输液速度或服用抗组胺药物;若发生严重的输液反应须立即停止输液,静脉注射肾上腺素、糖皮质激素、抗组胺药物并给予支气管扩张剂及输氧等治疗。部分患者应禁止再次使用维迪西妥单抗。

4. 急性发作的肺部症状:呼吸困难和肺栓塞等情况下应立即停用维迪西妥单抗,查明原因,若确系肺间质疾病,则禁用药物并进行相应的治疗。

【药物相互作用】

1. 根据药物相互作用研究结果推测，本品与 CYP3A4 酶强效抑制剂和诱导剂合用时，对游离 MMAE 及结合抗体的暴露量不产生影响。

2. 本品不会影响经 CYP3A4 酶代谢的药物的暴露量。

【禁忌证】

对本品活性成分或辅料过敏者禁用。

甲磺酸阿美替尼片

【概述】

甲磺酸阿美替尼片是由我国自主研发并拥有自主知识产权的创新药。本品的上市有助于改善经第一代表皮生长因子受体酪氨酸激酶抑制剂（EGFR-TKI）治疗后疾病进展的问题以及T790M阳性非小细胞肺癌患者的药物可及性，为非小细胞肺癌患者提供新的用药选择。

【药理作用】

甲磺酸阿美替尼是EGFR的激酶抑制剂。在体外细胞增殖和体内动物肿瘤移植瘤模型中，甲磺酸阿美替尼对携带EGFR突变（T790M，L858R和Del 19）的非小细胞肺癌细胞株具有抗肿瘤作用，对野生型EGFR抑制作用较弱。

【作用机制】

甲磺酸阿美替尼片为抗肿瘤药，能够特异性地阻断转移性非小细胞癌的EGFR信号传导，从而抑制非小细胞肺癌细胞的生长、增殖和分化，并诱导癌症细胞凋亡。

【临床应用】

本品单药适用于既往至少接受过2种系统化疗后进展或复发的晚期胃腺癌或胃—食管结合部腺癌患者。

【不良反应及注意事项】

1. 胃肠道反应：腹泻、恶心、呕吐、口腔溃疡、食欲下降。

2. 皮肤反应：一过性皮疹、青春痘、瘙痒、红肿。

3. 其他不良反应：GOT 升高、GPT 升高、贫血、高血压、消化道出血、低钾血症、眼睛疼痛、肌肉疼痛、心律失常、咳嗽等。

【药物相互作用】

1. 使用本品治疗期间应慎用对 CYP3A4 酶有强抑制作用的药物，如克拉霉素等大环内酯类抗菌药物、伊曲康唑等，三唑类抗真菌药物和洛匹那韦等抗人类免疫缺陷病毒的蛋白酶抑制剂。

2. 使用本品治疗期间应慎用对 CYP3A4 酶有强诱导作用的药物，如利福平、卡马西平、苯妥英钠和圣约翰草等。

3. 使用本品治疗期间应慎用 BCRP 和 P-gp 敏感底物的窄治疗窗药物。如患者合并服用了这类药物，应对其进行密切观察。

【禁忌证】

对本品活性成分或任何一种辅料过敏者，禁用本品。

第六节　治疗神经母细胞瘤的药物

达妥昔单抗β

【概述】

达妥昔单抗β注射液，商品名为凯泽百。该药是中国国家药品监督管理局批准的首个用于神经母细胞瘤治疗的靶向免疫治疗药物。

【药理作用】

达妥昔单抗β是一种经过优化的新一代 GD2 单克隆抗体，可通过与神经母细胞瘤细胞过度表达的特定靶标 GD2 结合，诱导双重免疫机制，使肿瘤细胞裂解和死亡。

【作用机制】

GD2（双唾液酸神经节苷脂）在神经母细胞瘤中表达比例高达 100%，是神经母细胞瘤免疫治疗的特异性靶点。作为国内首款获批用于治疗神经母细胞瘤的 GD2 单抗免疫治疗药物，达妥昔单抗β可与神经母细胞瘤细胞上广泛表达的 GD2 特定靶点结合，触发 ADCC 和补体依赖的细胞毒性作用（complement dependent cytotoxicity，CDC）等作用机制，诱导免疫机制从而发挥抗肿瘤作用。

【临床应用】

达妥昔单抗β用于治疗 1 岁及以上的高危神经母细胞瘤患

者，及伴或不伴有残留病灶的复发或难治性神经母细胞瘤患者。

【不良反应及注意事项】

1. 最显著的不良反应是相关性疼痛，表现为腹痛、肢端疼痛、背痛、胸痛或关节痛等。为了止痛，患者通常需要应用强度很大的三联疗法，包括非阿片类镇痛药（布洛芬或对乙酰氨基酚）、加巴喷丁和阿片类药物（如吗啡）联合止痛治疗。

2. 其他不良反应包括发热、毛细血管渗漏综合征、周围神经病变、眼部病变、消化道病变、血液学毒性、全身感染等。

因为全身性糖皮质激素治疗和静脉注射免疫球蛋白(intravenous immunoglobulin，IVIg)会影响达妥昔单抗β的细胞毒效应，所以除非出现危及生命的情况，在使用达妥昔单抗β治疗过程中不应使用这两种药物。

【药物相互作用】

1. 由于皮质类固醇免疫抑制达妥昔单抗β的活性，不建议在使用达妥昔单抗β的首个疗程的前2周到最后一个疗程的后1周内合并使用皮质类固醇，但治疗危及生命的病症时除外。

2. 疫苗接种。由于疫苗可以通过达妥昔单抗β产生免疫刺激，并可能导致罕见的神经毒性产生，应避免在达妥昔单抗β给药期间至最后一个疗程的后10周内接种疫苗。

3. 静脉注射免疫球蛋白。由于静脉注射免疫球蛋白可能会干扰达妥昔单抗β的细胞毒性，不建议合并使用。

【禁忌证】

暂无相关研究内容。

第七节　治疗前列腺癌的药物

瑞维鲁胺片

【概述】

瑞维鲁胺片(艾瑞恩)是恒瑞医药研发的具有自主知识产权的新型雄激素受体(androgen receptor, AR)抑制剂,于 2022 年 6 月底获得国家药品监督管理局批准上市。该药在药物分子上有了重要创新,使得药物在具有抑制 AR 的高活性的同时,降低中枢神经毒性,使中国前列腺癌患者有了新的治疗选择。

【药理作用】

瑞维鲁胺片是新型 AR 抑制剂,联合雄激素剥夺疗法(androgen-depri-vation therapy, ADT)可显著延长患者的总生存期(overall survival, OS),显著降低患者死亡和疾病进展风险,可分别降至 42%和 54%。

【作用机制】

瑞维鲁胺片可竞争性抑制雄激素与 AR 结合,从而抑制 AR 核移位及 DNA 结合,降低 AR 介导的基因转录。

【临床应用】

本品适用于治疗高瘤负荷的转移性激素敏感性前列腺癌(metastatic hormone-sensitive prostate cancer, mHSPC)患者。

【不良反应及注意事项】

1. 全身性疾病及给药部位的各种反应:疼痛、外周水肿、疲乏。

2. 血管与淋巴管类反应：高血压、潮热。

3. 各种肌肉骨骼及结缔组织反应：骨骼肌肉疼痛、关节痛、背痛。

4. 肾脏及泌尿系统反应：血尿症、尿频、排尿困难。

5. 各类指标问题：体重增加、丙氨酸氨基转移酶升高、天门冬氨酸氨基转移酶升高。

6. 感染及侵染类反应：上呼吸道感染、尿路感染。

7. 胃肠系统反应：便秘、腹痛。

8. 皮肤及皮下组织类反应：皮疹。

【药物相互作用】

1. 瑞维鲁胺与主要经 CYP3A4、CYP2C8、CYP2C9、CYP2C19 或 CYP2B6 代谢的药物合用时，可能会降低这些药物的暴露量。建议换用其他药物。继续用药，有可能发生药效降低的情况。

2. 瑞维鲁胺与 P-gp 底物类药品（如地高辛、达比加群、非索非那丁）或 BCRP 底物类药品（如瑞舒伐他汀、柳氮磺胺吡啶）合并使用可能增加它们的暴露量。

3. 瑞维鲁胺与 OATP1B1/OATP1B3 底物类药品（如普伐他汀、瑞格列奈、格列苯脲）或 MATE1/MATE2-K 底物类药品（如二甲双胍）合并使用可能增加它们的暴露量。

【禁忌证】

1. 对本品活性成分及辅料有过敏史的患者禁用。

2. 妊娠期或计划怀孕的妇女禁用。

制剂与用法

羟乙磺酸达尔西利片　推荐剂量为150 mg，每日1次。每天大约同一时间服药，服药前、后1 h禁食。连续服用21 d之后停药7 d，28 d为一个治疗周期。如果患者漏服1次，当天不需要补服，照常进行下次服药即可。

哌柏西利胶囊　应由具抗癌药物使用经验的医生使用并监督本品治疗。哌柏西利的推荐剂量为125 mg，每日1次，连续服用21 d之后停药7 d(3/1 给药方案)，28 d为一个治疗周期。治疗应当持续进行，除非患者不再有临床获益或出现不可接受的毒性。

哌柏西利的给药方法为口服。应与食物同服，最好随餐服药以确保哌柏西利暴露量一致。哌柏西利不得与葡萄柚或葡萄柚汁同服。哌柏西利胶囊应整粒吞服(吞服前不得咀嚼、压碎或打开胶囊)。如果胶囊出现破损、裂纹或其他不完整的情况，则不得服用。应提示患者在每天大约相同的时间服药。如果患者呕吐或者漏服，当天不需要补服，照常进行下次服药即可。

建议根据个体安全性和耐受性调整哌柏西利的剂量。出现某些不良反应时可能需要暂时中断/延迟给药和/或减低剂量，或永久停药来进行控制，具体情况需咨询主治医生。

马来酸吡咯替尼　推荐剂量为400 mg，每日1次，餐后30 min内口服，每天同一时间服药。连续服用，每21 d为一个周期。如果患者漏服，不需要补服，照常进行下次服药即可。

恩曲替尼

(1) ROS1 阳性 NSCLC 推荐剂量：600 mg/次，每日 1 次。

(2) NTRK 基因融合阳性实体瘤推荐剂量：① 成人：600 mg/次，1 次/d。②≥12 岁儿童：根据体表面积(body surface area，BSA)推荐剂量。BSA>1.50 m^2：600 mg/次，每日 1 次；1.11 m^2≤BSA≤1.50 m^2：500 mg/次，每日 1 次；0.91 m^2≤BSA≤1.10 m^2：400 mg/次，每日 1 次。

氟唑帕利胶囊　口服：每次 150 mg，每日 2 次(早晚各 1 次)，应整粒吞服，进餐后或空腹时均可服用(推荐进餐后服用)。

度维利塞胶囊　口服：推荐剂量为每次 25 mg，每日 2 次。一个治疗周期为 28 d。胶囊应整个吞服，不能打开、打破或咀嚼胶囊。患者如果错过剂量少于 6 h，应立即服用错过的剂量并照常服用下一剂；如果错过剂量超过 6 h，建议患者在通常时间服用下一剂。

阿基仑赛注射液　输注前的第 5、4 和 3 天静脉输注环磷酰胺 500 mg/m^2 和氟达拉滨 30 mg/m^2，清除淋巴细胞性化疗；输注前约 1 h，口服对乙酰氨基酚 500～1 000 mg 和口服或静脉输注苯海拉明 12.5～25 mg。

注射用卡瑞利珠单抗

(1) 经典型霍奇金淋巴瘤、食管鳞癌：200 mg/次，静脉注射每 2 周 1 次，直至疾病进展或出现不可耐受的毒性。

(2) 晚期肝细胞癌：3 mg/kg，静脉注射每 3 周 1 次，直至疾病进展或出现不可耐受的毒性。

(3) 晚期或转移性非鳞状非小细胞肺癌：200 mg/kg，静脉注射每 3 周 1 次，直至疾病进展或出现不可耐受的毒性。当卡瑞利珠单抗联合化疗给药时，应首先给予卡瑞利珠单抗静脉滴注，间隔至少 30 min 后再给予化疗。

斯鲁利单抗 本品推荐剂量为 3 mg/kg，静脉输注每 2 周 1 次，直到疾病进展或出现不可耐受的毒性。

注射用维迪西妥单抗 2.5 mg/kg，每 2 周 1 次，静脉滴注（禁止静脉推注或快速静注给药）。

甲磺酸阿美替尼片 推荐剂量为 110 mg，每日 1 次口服使用，直至出现疾病进展或不可耐受的毒性。本品空腹或餐后服用均可。建议每天大致同一时间服用，整片吞服，并用一整杯水送服，不要咀嚼或压碎。漏服本品 1 次时，若距离下次服药时间大于 12 h，则应补服本品。剂量可根据患者个体的安全性和耐受性调整，可暂停用药或减量。如果需要减量，则剂量应减至 55 mg，每日 1 次。

达妥昔单抗β 规格：20 mg（4.5 mL）/瓶。10 mg/(m^2·d)的剂量给药，连续 10 d，每天 24 h 输注（总剂量 100 mg/m^2/周期）。用药时程：每个周期 35 d，在无疾病进展或不可接受的毒性的情况下，患者可接受最多 5 个周期的治疗。

瑞维鲁胺片 口服：成人推荐剂量为每次 240 mg，每日 1 次。需整片吞下，在进餐后或空腹时均可服用。如果患者未能按时服药，应尽快在当天补服处方剂量。如果错过服药 24 h，次日仍按正常剂量继续服药。如果患者出现 2、3 级毒性或不可耐受的不良反应，应暂停给药，直至症状改善至≤1 级或原有级别，之后以相同剂量或必要时下调剂量（160 mg 或 80 mg）重新用药。

思考题

1. 达妥昔单抗β的作用靶点是哪里？最常见的不良反应有哪些？

2. 简述注射用维迪西妥单抗治疗胃癌的作用机制。

3. 什么情况下可以注射阿基仑赛注射液？

4. 治疗消化道肿瘤最新的化疗药物有哪些？试举例说明每一种药物抗肿瘤的作用机制。

5. 治疗肺癌的药物有哪些？药理作用是怎样的？

6. 治疗淋巴癌的药物有哪些？有哪些不良反应？

本章小结

抗恶性肿瘤药根据药物抗肿瘤作用的生化机制分为六类：①抗代谢药物；②破坏DNA结构和功能的药物；③干扰转录过程，阻止RNA合成的药物；④干扰蛋白质合成的药物；⑤影响体内激素平衡的药物；⑥分子靶向药物。

根据药物对肿瘤细胞周期的作用分为两类：①细胞周期非特异性药物，如烷化剂、抗肿素、铂类药物等；②细胞周期特异性药物，如抗代谢剂等。

目前抗肿瘤药常分为两类：①细胞毒类抗肿瘤药，即传统化疗药，如抗代谢药和抗微管药等；②非细胞毒类抗肿瘤药，如调节体内激素平衡的药物和分子靶向药物等。

抗肿瘤药物的主要不良反应有骨髓抑制、胃肠反应、脱发、肝及肾损害、免疫抑制等，应加以防治。

第十四章

调节免疫功能的药物

学习目标

1. 素质目标：能运用所学知识与患者及其家属进行沟通，并具有正确进行用药宣讲、指导患者合理用药的能力。

2. 知识目标：掌握吗替麦考酚酯分散片、泰它西普、海曲泊帕乙醇胺片、司妥昔单抗、他克莫司缓释胶囊的药理作用、注意事项；熟悉吗替麦考酚酯分散片、泰它西普、海曲泊帕乙醇胺片、司妥昔单抗、他克莫司缓释胶囊的临床作用及不良反应；了解调节免疫功能药物的作用机制。

3. 能力目标：具备根据适应证合理选择调节免疫功能的药物、正确处理不良反应的能力。

特异性免疫反应中起作用的各种细胞、组织和器官，如胸腺、骨髓、淋巴结、脾、扁桃体及分布在全身组织中的细胞等，构成机体的免疫系统。这些组分及其功能是免疫功能的基础，这些组分的变化可导致免疫功能障碍，包括变态反应、自身免疫性疾病、免疫缺陷病和免疫增殖病等，因此可使用增强免疫功能的药物调节机体的免疫过程。

免疫抑制药是指能抑制有关免疫细胞的增殖功能、减少机体免疫反应的药物，主要用于治疗自身免疫性疾病和防治器官移植后的排斥反应。由于免疫抑制药对正常免疫反应也有抑制作用，用药后易导致机体的抵抗力下降而诱发感染，使恶性肿瘤发生率升高，以及影响生殖系统功能等。

免疫增强药是指单独或与抗原同时使用时增强机体免疫应答反应的药物，临床主要用于免疫缺陷病、慢性感染及恶性肿瘤的辅助治疗。

吗替麦考酚酯分散片

【概述】

吗替麦考酚酯分散片可与环孢素和肾上腺皮质激素同时应用，也可与他克莫司同时应用。

【药理作用】

吗替麦考酚酯能够抑制 T 淋巴细胞以及 B 淋巴细胞的增殖，从而抑制自身免疫反应，主要用来抑制肝肾移植后的排斥反应，也可以应用于各种原发性肾小球肾炎或部分继发性肾病的治疗，比如系统性红斑狼疮。治疗上需要和糖皮质激素或其他免疫抑制剂合用。

【作用机制】

吗替麦考酚酯可迅速吸收并水解为霉酚酸（mycophenolic acid，MPA）的形式，是活性代谢产物。MPA 是强效的、可选择的、非竞争性的和可逆的次黄嘌呤单核苷酸脱氢酶（inosine-5-monophosphate dehydrogenase，IMPDH）抑制剂，因此能够抑制鸟嘌呤核苷的从头合成途径，使之不能形成 DNA。因为 T 淋巴细胞和 B 淋巴细胞的增殖严格依赖于嘌呤的从头合成，因此 MPA 有抑制淋巴细胞增殖的作用。MPA 还可以抑制 B 淋巴细胞产生抗体。MPA 可以抑制淋巴细胞和单核细胞糖蛋白的糖基化，从而抑制白细胞进入炎症和移植物排斥反应的部位。吗替麦考酚酯不能抑制外周血单核细胞活化的早期反应，如 IL－1 和 IL－2 的产生等，但可以抑制这些早期反应所导致的 DNA 合成和增殖反应。

【临床应用】

本品适用于接受同种异体肾脏或肝脏移植患者预防器官的排斥反应,及治疗难治性排异反应。

【不良反应及注意事项】

不良反应可见厌食、腹泻、食管炎、胃炎、胃肠道出血、干咳、呼吸困难。偶见血小板减少、贫血及中性粒细胞计数减少。可致皮肤疱疹病毒和巨细胞病毒感染。偶见发热、皮疹、腿痛、骨痛及乏力、头痛等。

妊娠期妇女使用可能对胎儿产生伤害,应当避免使用吗替麦考酚酯,除非对胎儿潜在益处大于潜在的风险。

【药物相互作用】

1. 同时服用吗替麦考酚酯和阿昔洛韦,可能会使两种药物的血浆浓度升高。

2. 同时服用抗酸药,会使吗替麦考酚酯的吸收量减少。

3. 不建议吗替麦考酚酯与消胆胺或其他影响肝肠循环的药物合用。

【禁忌证】

对于吗替麦考酚酯、麦考酚酸或药物中的其他成分有超敏反应的患者禁用。

泰它西普

【概述】

泰它西普(telitacicept),是一款融合蛋白。泰它西普为我国自主研发的创新药。该药所取得的临床数据在全球在研的治疗系统性红斑狼疮(SLE)药物中最为突出具有全球知识产权的"新靶点、新结构、新机制"特点。

【药理作用】

本品具有全新的药物结构和双靶点作用机制,能同时抑制B淋巴细胞刺激因子(B-lymphocyte stimulator, BLyS)和增殖诱导配体(a proliferation inducing ligand, APRIL)两个细胞因子。而BLyS和APRIL是B淋巴细胞分化成熟的关键因子,该因子的过度表达是系统性红斑狼疮等多种B淋巴细胞相关的自身免疫疾病的重要原因,抑制BLyS/APRIL能更加有效地降低机体免疫反应,达到治疗自身免疫疾病的目的。

【作用机制】

注射用泰它西普是将BLyS受体跨膜蛋白活化物(transmembrane activator and calcium modulator and cyclop-hilin ligand interactor, TACI)的胞外特定的可溶性部分,与IgG1的可结晶片段(crystallizable fragment, Fc fragment)构建成的融合蛋白。由于TACI受体对BLyS和APRIL具有很高的亲和力,泰它西普可以阻止BLyS和APRIL与它们的细胞膜受体、B细胞成熟抗原、B细胞活化分子受体之间的相互作用,从而达到抑制

BLyS 和 APRIL 的生物学活性的作用。

【临床应用】

常规治疗联合，适用于在常规治疗基础上仍具有高疾病活动性、自身抗体阳性的系统性红斑狼疮成年患者。

【不良反应及注意事项】

1. 呼吸道感染：咽炎、鼻咽炎、支气管炎等。

2. 尿路感染。用药时应严密观察有无泌尿系统症状和体征。

3. 注射部位局部反应，包括瘙痒、肿胀、皮疹、疼痛、红斑等，这些注射部位反应一般为轻到中度，大部分可自行消退，不需要停止用药。

【药物相互作用】

根据临床试验，皮质激素、抗疟药、非甾体抗炎药、其他免疫抑制剂或免疫调节剂（包括硫唑嘌呤、麦考酚酯、环磷酰胺等）、血管紧张素转化酶抑制剂和血管紧张素受体拮抗剂等药物对泰它西普的药代动力学未产生的影响。

【禁忌证】

以下人群禁用：

1. 重度活动性中枢神经系统狼疮患者。

2. 重度活动性狼疮肾炎患者。

3. 乙型肝炎或丙型肝炎感染患者。

4. 低丙种球蛋白血症（IgG＜400 mg/d）或 IgA 缺乏（IgA＜10 mg/d）患者。

5. 有重要器官移植、造血干细胞移植、骨髓移植或肾移植史者。

6. 18 岁以下儿童及青少年、妊娠期妇女、哺乳期妇女、大于65 岁以上的老年人。

海曲泊帕乙醇胺片

【概述】

海曲泊帕乙醇胺片主要成分为海曲泊帕乙醇胺。海曲泊帕乙醇胺片是我国自主研发的1类创新药物。

【药理作用】

海曲泊帕乙醇胺片可以促进血小板生成素（thrombopoietin，TPO）受体依赖性的32D-MPL细胞株的增殖，从而促进人体脐带血当中CD35+细胞的增殖和分化，改善患者的病情，降低出血性疾病的风险。

【作用机制】

本品通过选择性地结合于血小板生成素受体跨膜区，激活血小板生成素受体（thrombopoietin receptor，TPOR）依赖的STAT和MAPK信号传导通路，刺激巨核细胞增殖和分化产生血小板而发挥增加血小板作用。

【临床应用】

1. 本品适用于既往对糖皮质激素、免疫球蛋白等治疗反应不佳的慢性原发免疫性血小板减少症（immune thrombocytopenic purpura，ITP）成人患者，使血小板计数升高并减少或防止出血。本品仅用于因血小板减少和临床条件导致出血风险增加的ITP患者。

2. 本品适用于免疫抑制治疗（immunosuppressive therapy，IST）疗效不佳的重型再生障碍性贫血（severe aplastic anemia，

SAA)成人患者。

【不良反应及注意事项】

海曲泊帕乙醇胺片为处方药，常见的不良反应有头痛、头晕、失眠、食欲减退、恶心、腹泻、皮肤瘙痒、乏力、肢体水肿、肝功能异常等，故肝、肾功能异常患者必须在医生的指导下用药，避免自行用药或擅自加减药量，以防引起机体出现不良反应或加重原有疾病。

【药物相互作用】

目前尚未进行体内药物相互作用研究，但体外研究证实，本品是 BCRP 的抑制剂，联用本品可能会增加 BCRP 底物的暴露量。他汀类药物如瑞舒伐他汀、阿托伐他汀、氟伐他汀和辛伐他汀均为 BCRP 底物，联用这些药物时应监测他汀类药物的副作用，如有必要，可考虑减少他汀类药物的用量。

【禁忌证】

对本品活性成分或任何辅料过敏者禁用。

司妥昔单抗

【概述】

注射用司妥昔单抗，商品名为萨温珂(sylvant)，主要成分是重组人—鼠嵌合抗 IL-6 单克隆抗体。2021 年 12 月，本品已被批准用于治疗 HIV 阴性和人疱疹病毒 8 型(human herpes virus-8，HHV-8)阴性的多中心型 Castle-man 病成人患者。

【药理作用】

司妥昔单抗是一种实验性、IL-6 嵌合单克隆抗体。IL-6 是由多种细胞产生的一种多功能细胞因子，主要用于阻断患者身体中升高的多功能细胞因子 IL-6 的活动。

【作用机制】

司妥昔单抗进入机体，可与 IL-6 结合，防止其与白细胞介素 6 受体结合。司妥昔单抗干扰 IL-6 介导的 B 淋巴细胞和浆细胞的生长、血管内皮生长因子(vascular endothelial growth factor，VEGF)的分泌和自身免疫现象。

【临床应用】

本品为静脉给药。司妥昔单抗的疗效和安全性，已在一项关键性Ⅲ期研究中得到证实。该研究是首个在多中心型 Castle-man 病的患者中开展的随机Ⅲ期研究，研究数据表明：司妥昔单抗治疗 + 最佳支持治疗(best supportive care，BSC)明显让更多的患者取得了持续的肿瘤和对症响应(肿瘤体积减小和疾病症状减轻)。

【不良反应及注意事项】

1. 皮肤反应：瘙痒、色素沉着、湿疹、银屑病、皮肤干燥。

2. 呼吸系统：口咽疼痛及呼吸道感染，故对有严重感染患者在感染解决前不要给予该药。本品可能掩盖急性炎症体征和症状，包括发热和急性期反应物抑制，例如 C-反应性蛋白(C-reactive protein，CRP)抑制。

3. 血液和淋巴系统：血小板减少。有出血或出血倾向的患者慎用。

4. 全身反应：水肿、体重增加。

5. 胃肠道反应：便秘。

6. 代谢反应：胆固醇升高、三酰甘油升高、尿酸升高。

7. 泌尿系统：肾功能损伤。

8. 神经系统：头痛。

9. 循环系统：高血压。

【药物相互作用】

正在使用治疗指数窄的 CYP 底物(如华法林、环孢素、茶碱)治疗的患者，在开始或终止使用本品治疗时，需进行治疗性监测，并调整剂量。在停止治疗后，本品对 CYP 酶活性的影响可能持续数周，应谨慎与 CYP3A4 底物(如口避孕药、洛伐他汀、阿托伐他)联合应用。

【禁忌证】

对司妥昔单抗或其中的赋形剂有严重超敏反应的患者禁用。

他克莫司缓释胶囊

【概述】

他克莫司(tacrolimus),又名 FK506,是从链霉菌属中分离出的发酵产物,是一种大环内酯类抗生素,为一种强力的新型免疫抑制剂。

【药理作用】

他克莫司是具有高度免疫抑制的药物,主要通过抑制 IL-2 的释放,全面抑制 T 淋巴细胞的作用。

【作用机制】

他克莫司主要抑制排斥作用中细胞毒性淋巴球的生成。在分子水平,FK506 结合蛋白 12(FKBP12)—他克莫司复合物会专一性地结合以及抑制钙调节蛋白,其会抑制 T 细胞中所产生的钙离子的依赖型讯息传导路径作用,防止不连续性淋巴因子基因的转录。

他克莫司还可以抑制 T 细胞的活化作用以及 T 辅助细胞依赖型 B 细胞的增生作用,也会抑制如 IL-2、IL-3 及 γ-干扰素等淋巴因子的生成与 IL-2 受体的表达。

【临床应用】

本品适用于预防肾脏移植术后的移植物排斥反应,预防肝脏移植术后维持期的移植物排斥反应。本品用于治疗肾脏或肝脏移植术后应用其他免疫抑制药物无法控制的移植物排斥反应。

【不良反应及注意事项】

1. 心血管系统：高血压。偶发性：心绞痛、心悸、渗液（例如心包积液、胸膜积液）；特异性：血栓、栓塞（例如肺栓塞）、缺血（例如大脑缺血）、梗塞（例如心肌、肾、脑梗塞）、昏厥、心包炎、血管疾病。

2. 神经/感觉系统：震颤、头痛、失眠、知觉失常、视觉失常（例如白内障、弱视）。偶发性：抑郁、神经病变、神经过敏、焦虑、紧张、情绪不稳、健忘、脑病变；特异性：麻痹（例如四肢瘫痪）、昏迷、抽搐、迟钝、言语失常（例如失语症、发音障碍）、反射失常、视网膜病变、皮质性眼盲、味觉丧失。

3. 肾脏：肾功能异常（如血肌酐升高、尿素氮及尿量的增加或减少）。偶发性：肾组织受损（如肾小管坏死）；特异性：溶血性尿毒症、肾小球病（肾小球炎、肾炎）。

4. 消化系统：便秘、腹泻、恶心。偶发性：胆管炎、呕吐、肝功能异常、黄疸、体重及食欲改变、发炎性症状、胃肠道功能失常（例如消化不良）；特异性：胰腺炎、肝肿大、肝衰竭、胆管变形。

5. 代谢及电解质反应：高血钙、高血糖、低血磷。偶发性：糖尿病、酸/碱平衡失调、血量过多症、低血钾、高尿酸血症（包括痛风）、淀粉酶增加；特异性：高血镁、肌酸磷酸激酶增加。

本品有以上诸多不良反应，故在移植术后初期，对下列参数应作常规监测：血压、心电图、神经和视力、血糖浓度、血钾及其他电解质浓度、肝功能和肾功能检查、血液学参数、凝血值、血浆蛋白。若上述参数发生了有临床意义的变化，应重新调整他克莫司的剂量。

【药物相互作用】

他克莫司经肝脏中的CYP3A4酶代谢，也有证据表明其通过肠壁中的CYP3A4酶进行胃肠代谢。其他已知能抑制或诱导CYP3A4酶的药物可能影响他克莫司的代谢，从而增加或降低他克莫司的血药浓度。因此，若本品与能潜在改变CYP3A4酶代谢的药物合用时，推荐监测他克莫司的血药浓度，调整他克莫司的剂量以维持相似的他克莫司暴露量。

1. 临床表明下述药物能增加他克莫司血药浓度。本品与抗真菌药物如酮康唑、氟康唑、伊曲康唑和伏立康唑，大环内酯类红霉素或HIV蛋白酶抑制剂（如利托那韦）会发生较强的相互作用，与这些药物合用时，几乎所有的患者都需要降低他克莫司的剂量。本品与克霉唑、克拉霉素、交沙霉素、硝苯地平、尼卡地平、地尔硫卓、维拉帕米、达那唑、炔雌醇、奥美拉唑和萘法唑酮等会发生较弱的相互作用。

体外实验表明以下药物是他克莫司代谢的潜在抑制剂：溴隐亭、可的松、氨苯砜，麦角胺、孕二烯酮、利多卡因、美芬妥英、咪康唑，咪达唑仑、尼伐地平、炔诺酮、奎尼定、他莫昔芬、醋竹桃霉素。另外，兰索拉唑和环孢素能潜在抑制由CYP3A4酶介导的他克莫司代谢，使其全血浓度升高。

2. 临床表明下述药物能降低他克莫司血药浓度。本品与利福平、苯妥英或贯叶连翘会发生较强的相互作用，几乎所有患者可能都需要增加他克莫司的剂量；本品与苯巴比妥可发生有临床意义的相互作用；给予高剂量泼尼松龙或甲泼尼龙治疗急性排斥时会潜在增加或降低他克莫司血药浓度；卡马西平、安乃近和异烟肼能潜在降低他克莫司血药浓度。

【禁忌证】

对他克莫司或其他大环内酯类药物过敏者以及对本药中其他成分过敏者禁用。

制剂与用法

吗替麦考酚酯分散片 片剂：0.25 g。肾移植患者服用推荐剂量为每日 2 次，每次 1 g。治疗难治性排斥的首次和维持剂量推荐为每日 2 次，每次 1.5 g。

泰它西普 注射剂：80 mg/ mL，每次 160 mg，每周 1 次，皮下注射给药。注射部位为腹部。

海曲泊帕乙醇胺片 片剂：2.5 mg。每日 1 次，每次 2.5 mg，空腹口服，口服 2 h 后方可进餐，避免与餐同服。

司妥昔单抗 注射剂：静脉输注给药，给药剂量 11 mg/kg，每 3 周 1 次。

他克莫司缓释胶囊 胶囊：1 mg。每日 1 次，清晨服用，应空腹或至少在饭前 1 h 或饭后 2～3 h 服药。对肾移植患者，预防排斥的起始剂量按体重计算，每日 0.15～0.3 mg/kg，于手术后 24 h 内开始给药；维持期的起始剂量为每日 0.06～0.16 mg/kg，全血谷浓度维持范围为 5～10 ng/mL。对肝移植维持期患者，预防排斥的起始剂量为每日 0.03～0.11 mg/kg，全血谷浓度维持范围为 2～10 ng/mL。

思考题

1. 简述泰它西普的作用机制。
2. 他克莫司缓释胶囊的不良反应及注意事项有哪些？

本章小结

影响免疫功能的药物包括免疫抑制剂和免疫增强药，主要用于治疗变态反应、自身免疫性疾病、免疫缺陷病和免疫增值病。吗替麦考酚酯分散片属于免疫抑制剂，主要用于接受同种异体肾脏或肝脏移植患者预防器官的排斥反应，及治疗难治性排异反应。泰它西普属于免疫抑制剂，主要用于系统性红斑狼疮(systemic lupuserythematosus，SLE)成年患者。海曲泊帕乙醇胺片属于免疫增强药，主要用于慢性原发ITP、SAA成人患者。注射用司妥昔单抗主要用于治疗免疫缺陷病。他克莫司是一种强力的新型免疫抑制剂，主要用于治疗肾脏移植术后的移植物排斥反应。

第十五章 预防和治疗新型冠状病毒感染的药物

学习目标

1. 素质目标：具有强烈的责任感、使命感，为群体免疫作出贡献。

2. 知识目标：掌握预防和治疗新型冠状病毒感染的疫苗的种类、临床应用；熟悉预防和治疗新型冠状病毒感染的疫苗的药理作用及作用机制；了解预防和治疗新型冠状病毒感染的疫苗的不良反应及接种注意事项。

3. 能力目标：能根据适应证合理选择抗病毒药物，具备及时发现药物的不良反应并进行处理的能力。

新型冠状病毒感染被列为全球性大流行疾病，具有传染性强，传播速度较快，在家庭、社区和医院均有典型的聚集性传播的特点。目前，新型冠状病毒感染已成为21世纪以来全球最大规模的传染病疫情，其在全球各地的流行模式基本相似。本章将介绍预防和治疗新型冠状病毒感染的药物。

静注 COVID-19 人免疫球蛋白

【概述】

静注 COVID-19 人免疫球蛋白(pH4)为治疗用生物制品一类新药,是全球首款采用经新型冠状病毒灭活疫苗免疫后的血浆制备的新型冠状病毒感染特异性治疗药物。静注 COVID-19 人免疫球蛋白(pH4)是以经批准的中国生物新型冠状病毒灭活疫苗免疫后健康人的血浆为原料,采用低温乙醇蛋白纯化分离法,经病毒灭活及去除方法制备而成的含有高效价新冠病毒(SARS-CoV-2)中和抗体的静脉注射特异性人免疫球蛋白。

【药理作用】

静注 COVID-19 人免疫球蛋白(pH4)是一种含有人免疫球蛋白的液体制剂,含有广谱抗病毒、细菌或其他病原体的 IgG 抗体,能迅速提高血液中的 IgG 水平,直接中和外源性抗原,调节多种免疫功能,包括调节免疫介质,提高天然免疫细胞和淋巴细胞的免疫能力。

【作用机制】

1. 静注 COVID-19 人免疫球蛋白(pH4)含有高效价 SARS-CoV-2 中和抗体,可中和体内的 SARS-CoV-2 病毒,使其失去感染性,缓解病毒对机体的损伤。该抗体参与体液免疫和细胞免疫。

2. IgG 封闭了巨噬细胞 F_c 受体,抑制炎症介质释放,减轻炎症反应。

3. 补体被激活，细胞吞噬功能增强，能有效地抵抗病毒，避免严重感染。

4. 本品含有多种抗体形成的复杂免疫网络，具有免疫替代和免疫调节的双重作用。

【临床应用】

主要用于治疗新型冠状病毒感染。

【不良反应及注意事项】

尚不明确。

【药物相互作用】

尚不明确。

【禁忌证】

尚不明确。

新型冠状病毒灭活疫苗

【概述】

新型冠状病毒灭活疫苗是由中国医药集团有限公司、中国生物武汉生物制品研究所生产，用于预防新型冠状病毒引起的疾病。

【药理作用】

用新型冠状病毒接种非洲绿猴肾细胞，进行病毒培养扩增，经β-丙内酯灭活病毒，保留抗原成分以诱导机体产生免疫应答，并加用氢氧化铝佐剂以提高免疫原性。接种后可刺激机体产生抗新型冠状病毒免疫力。

【作用机制】

暂不明确。

【临床应用】

用于成人及3岁以上儿童，特别是医务人员等新型冠状病毒密切接触者。

【不良反应及注意事项】

1. 接种部位不良反应。

常见：注射部位疼痛。

偶见：局部变色、红晕、肿胀、硬结、皮疹、瘙痒等。

2. 全身不良反应。

常见：发热、乏力、肌痛、关节痛、咳嗽、呼吸困难、恶心、腹泻等。

偶见：头晕、厌食、呕吐、口咽疼痛、吞咽困难、流涕、便秘、超敏反应等。

3. 本疫苗严禁血管内注射。

4. 应备有肾上腺素等药物和设备，以备偶有发生严重过敏反应时急救用。接种本疫苗后接种者应在现场观察至少 30 min。

5. 下列情况应慎重使用本疫苗：

(1) 患有血小板减少症者或者出血性疾病者，肌肉注射本疫苗可能会引起出血。

(2) 正在接受免疫抑制剂治疗患者：免疫功能缺陷的患者，接种本疫苗后产生的免疫反应可能会减弱，应推迟至治疗结束后或确保其得到了很好的保护后再接种。

(3) 未控制的癫痫患者、家族和个人有惊厥史者、患慢性疾病者、患其他进行性神经系统疾病者。

(4) 同其他任何疫苗一样，接种本疫苗的人群不一定产生100%的保护效果。

(5) 开启疫苗瓶和注射时，切勿使用消毒剂接触本疫苗。

(6) 疫苗开启后应马上使用。

(7) 疫苗使用前应充分混匀，如出现摇不散的凝块、异物、标签不清、注射器或西林瓶有裂纹、失效等异常现象均不得使用。

【药物相互作用】

暂不推荐与其他疫苗同时接种。其他疫苗与新型冠状病毒疫苗的接种间隔应大于 14 d。当因动物致伤、外伤等原因需接种狂犬病疫苗、破伤风疫苗、免疫球蛋白时，可不考虑与新型冠状病毒疫苗的接种间隔时间。

【禁忌证】

有以下情况时不得接种：

1. 妊娠期、哺乳期妇女。

2. 发热、各种急性疾病或慢性疾病急性发作期。

3. 既往发生过疫苗接种严重过敏反应（如急性过敏反应、荨麻疹、皮肤湿疹、呼吸困难、血管神经性水肿或腹痛）。

4. 患有血小板减少症或者出血性疾病者。

5. 有惊厥、癫痫、脑病、其他进行性神经系统疾病和精神疾病史或家族史。

6. 患有严重的肝肾疾病、药物不可控制的高血压、糖尿病并发症、恶性肿瘤。

7. 已被诊断为患有先天性或获得性免疫缺陷、HIV 感染、淋巴瘤、白血病或其他自身免疫疾病。

8. 已知或怀疑患有以下疾病：严重呼吸系统疾病、严重心血管疾病、恶性肿瘤。

重组新型冠状病毒疫苗

【概述】

重组新型冠状病毒疫苗成为国内第四款获批紧急使用的新型冠状病毒疫苗，是国际上第一个获批临床使用的新型冠状病毒重组亚单位蛋白疫苗。

【药理作用】

该疫苗生产采用工程化细胞（CHO）生产重组蛋白，对多种新型冠状病毒变异毒株具有广谱保护效力。其原理是将新型冠状病毒 S 蛋白受体结合区（receptor-binding domain，RBD）基因重组到中国仓鼠卵巢（CHO）细胞基因内，在体外表达形成 RBD 二聚体，并加用氢氧化铝佐剂以提高免疫原性。

【作用机制】

尚不明确。

【临床应用】

对多种新型冠状病毒变异毒株具有广谱保护效力。

【不良反应及注意事项】

暂无严重不良反应发生。

【药物相互作用】

尚不明确。

【禁忌证】

尚不明确。

安巴韦单抗注射液/罗米司韦单抗注射液

【概述】

安巴韦单抗注射液/罗米司韦单抗注射液是新型冠状病毒中和抗体联合治疗的药物。

【药理作用】

安巴韦单抗和罗米司韦单抗联合疗法能降低感染新型冠状病毒的高风险患者住院和死亡的风险。目前的体外嵌合病毒实验检测数据表明，它对阿尔法、贝塔、德尔塔、拉姆达等变异株均保持中和活性。对于奥密克戎变异株，初步研究表明这一疗法也能够保持对该变异株的结合能力和中和能力。

【作用机制】

尚不明确。

【临床应用】

用于治疗轻型和普通型且伴有进展为重型（包括住院或死亡）的高风险因素的成人和青少年（12～17 岁，体重≥40 kg）新型冠状病毒感染患者。

【不良反应及注意事项】

尚不明确。

【药物相互作用】

目前尚未对安巴韦单抗和罗米司韦单抗进行临床药物相互作用研究。推测安巴韦单抗和罗米司韦单抗不经肾脏排泄，亦不通过 CYP 酶代谢，所以，本品与经肾脏排泄或属于 CYP 酶底物诱导剂或抑制剂合并用药，发生相互作用的可能性较低。

【禁忌证】

尚不明确。

重组新型冠状病毒疫苗(5 型腺病毒载体)

【概述】

重组新型冠状病毒疫苗(5 型腺病毒载体)又称腺病毒载体疫苗,是一种以人复制缺陷腺病毒为载体的重组新型冠状病毒疫苗。于 2～8℃避光保存和运输。严禁冻结。

【药理作用】

接种重组新型冠状病毒疫苗(5 型腺病毒载体)可刺激机体产生抗新型冠状病毒的免疫力,用于预防新型冠状病毒引起的疾病。

【作用机制】

人 5 型腺病毒(Ad5)是一种常见的呼吸道病毒,作为载体的 Ad5 被改造后在人体内不会复制。将新型冠状病毒的刺突糖蛋白(S 蛋白)基因重组到复制缺陷型的人 5 型腺病毒基因内,基因重组腺病毒在体内表达为新型冠状病毒 S 蛋白抗原,诱导机体产生免疫应答。进入人体的仅有新型冠状病毒 S 蛋白,无其他新型冠状病毒成分。

【临床应用】

用于预防新型冠状病毒引起的疾病。

【不良反应及注意事项】

1. 接种部位不良反应:常见的有疼痛、肿胀、瘙痒、红斑、硬结等。

2. 全身不良反应:常见的有发热、头痛、疲乏、肌痛、嗜睡、恶心、腹泻等。

【药物相互作用】

尚不明确。

【禁忌证】

尚不明确。

制剂与用法

静注 COVID-19 人免疫球蛋白 使用剂量为轻型 100 mg/kg，普通型 200 mg/kg，重型 400 mg/kg，静脉输注，根据患者病情改善情况，次日可再次输注，总次数不超过 5 次。

新型冠状病毒灭活疫苗 每支 0.5 mL，每次剂量为 0.5 mL，含灭活新型冠状病毒抗原 6.5U。推荐上臂三角肌肌内注射，注射前摇匀，用量为每次 0.5 mL，共用 2 剂次，间隔 14～28 d，推荐间隔 28 d。

重组新型冠状病毒蛋白疫苗 推荐上臂三角肌肌内注射，每次 0.5 mL，第 1 剂注射之后，建议 4 周之后接种第 2 剂，第 2 剂尽量在接种第 1 剂后 8 周内完成，第 3 剂尽量在接种第 1 剂后 6 个月内完成。

安巴韦单抗/罗米司韦单抗注射液 两种药的剂量都为 1 000 mg。在给药前，两种药品分别以 100 mL 生理盐水稀释后，经静脉序贯输注给药，以不高于 4 mL/min 的速度静脉滴注，中间使用生理盐水 100 mL 冲管。在输注期间对患者进行临床监测，并在输注完成后对患者进行至少 1 h 的观察。

重组新型冠状病毒疫苗(5 型腺病毒载体) 0.5 mL/瓶。每次剂量为 0.5 mL；肌肉注射；接种 1 剂。

思考题

1. 简述新型冠状病毒疫苗分类。

2. 简述接种新型冠状病毒疫苗的注意事项。

3. 不同种类的新型冠状病毒疫苗可以混合接种吗？

4. 在日常生活中我们应如何做好个人防护？

本章小结

静注 COVID-19 人免疫球蛋白(pH4)主要用于治疗新型冠状病毒感染。新型冠状病毒灭活疫苗刺激机体产生抗新型冠状病毒免疫力。重组新型冠状病毒蛋白疫苗为新型冠状病毒重组亚单位蛋白疫苗。安巴韦单抗注射液/罗米司韦单抗注射液主要用于治疗轻型和普通型且伴有进展为重型(包括住院或死亡)的高风险因素的成人和青少年(12～17 岁，体重≥40 kg)新型冠状病毒感染患者。

第十六章

眼科用药

学习目标

1. 素质目标：能与患者及其家属进行沟通，并具有正确进行用药宣讲的能力。

2. 知识目标：掌握地夸磷索钠滴眼液的药理作用、注意事项；熟悉地夸磷索钠滴眼液的临床作用及不良反应；了解地夸磷索钠滴眼液的作用机制。

3. 能力目标：具备根据适应证合理选择并处理不良反应的能力。

眼科用药是指治疗青光眼、白内障、角膜病与沙眼病、近视等眼科疾病或改善视疲劳的药物的统称。眼科用药主要包括白内障用药、青光眼用药、抗感染用药、近视用药、干眼症用药、消炎用药等。

地夸磷索钠滴眼液，作为一种核苷酸衍生物，可治疗干眼症。为缓解眼睛干涩，应尽量避免长时间用眼和熬夜；平时也可多吃动物的肝脏、胡萝卜等，适量补充维生素 A。

地夸磷索钠滴眼液

【概述】

地夸磷索钠滴眼液，为核苷酸衍生物，是一种拥有全新作用机制的药物。

【药理作用】

缓解眼痛、滋润眼睛。

【作用机制】

地夸磷索钠，是二核苷酸衍生物，通过作用于结膜组织，以及杯状细胞膜上的 P2Y2 受体，使细胞内钙离子浓度升高，促进含有水分及黏蛋白的泪液分泌，使泪液层在质和量两个方面接近正常状态，进而改善角结膜上皮损伤。

【临床应用】

本品主要用于治疗干眼症。

【不良反应及注意事项】

当出现眼刺激感、眼分泌物，结膜充血，眼痛、眼痒，有异物感、眼不适感等不良反应时，应停药。

【药物相互作用】

详情请咨询医生或药师。

【禁忌证】

对本品任何成分有过敏史的患者禁用。

制剂与用法

地夸磷索钠滴眼液 3%(5 mL∶150 mg);一般每次1滴,每日滴眼6次。

思考题

地夸磷索钠滴眼液的药效是如何发挥的?

本章小结

地夸磷索钠滴眼液为核苷酸衍生物,主要用于治疗干眼症。

第十七章 皮肤用药

学习目标

1. 素质目标：能与患者及其家属进行沟通，并具有正确进行用药宣讲的能力。

2. 知识目标：掌握阿布昔替尼、乌帕替尼的药理作用、注意事项；熟悉阿布昔替尼、乌帕替尼的临床作用及不良反应；了解阿布昔替尼、乌帕替尼的作用机制。

3. 能力目标：具备根据适应证合理选择并处理不良反应的能力。

皮肤由于具有角质上皮及会分泌油脂，对药物的吸收能力很差。皮肤用药主要发挥局部作用。常用的剂型有软膏、搽剂及糊剂等。本章主要介绍皮肤用药的新药种类。

阿布昔替尼

【概述】

阿布昔替尼片（希必可）于 2022 年 4 月在中国获批上市，是一种口服激酶（Janus kinase，JAK）1 小分子抑制剂。

【药理作用】

阿布昔替尼可选择性抑制 JAK1，调节 IL-4、IL-13、IL-31、IL-22 和胸腺基质淋巴细胞生成素等参与特异性皮炎和瘙痒发病机制的细胞因子的信号传导，并最大限度地降低中性粒细胞减少和贫血的风险。

【作用机制】

阿布昔替尼是 JAK 1 抑制剂。JAK 是一种细胞内酶，介导细胞膜上的细胞因子或生长因子受体相互作用而产生的信号传导，从而影响细胞造血功能和免疫细胞功能。

阿布昔替尼通过阻断 ATP 结合位点，可逆性和选择性地抑制 JAK1。

【临床应用】

本品适用于对其他系统治疗（如激素或生物制剂）应答不佳或不适宜上述治疗的难治性、中重度特应性皮炎成人患者。该药品的上市为特应性皮炎患者提供了新的治疗选择。

【不良反应及注意事项】

1. 在使用本品治疗之前、期间和之后避免使用活疫苗。

2. 哺乳期：不推荐母乳喂养时使用本品。

3. 肾损害：避免用于有严重肾损害或终末期肾病的患者。

4. 肝功能损害：避免用于严重肝功能损害的患者。

【药物相互作用】

本品主要经肝脏 CYP3A4/5 代谢。此外，阿布昔替尼水溶性取决于 pH 值，pH 值升高导致溶解度降低。本品与 CYP3A4/5 强效抑制剂（如酮康唑）合用时需降低本品剂量，建议剂量减半；避免与 CYP3A4/5 强效诱导剂（如利福平）联用，但如果必须与强效 CYP3A4/5 诱导剂合用，建议逐渐增加阿布昔替尼的剂量。

【禁忌证】

在治疗的前 3 个月内，禁用于除小剂量阿司匹林（每天≤81 mg）外的抗血小板治疗。

乌帕替尼

【概述】

乌帕替尼(upadacitinib)是一种 JAK 抑制剂,用于治疗一些自身免疫性疾病。

【药理作用】

JAK1 在免疫介导的疾病的病理生理过程中发挥重要作用,JAK 蛋白家族介导多种炎性因子的信号传导,这使得作为 JAK1 抑制剂的乌帕替尼有潜力治疗多种疾病。

【作用机制】

乌帕替尼是一种 JAK1 抑制剂。JAK 是细胞内酶,可传递细胞膜上的细胞因子或生成因子受体相互作用产生的信号,从而影响血细胞生成的细胞过程和免疫细胞功能。在此信号传导通路中,JAK 磷酸化并激活信号传导与转录活化因子(signal transducer and activator of transcription, STAT),STAT 调节细胞内基因表达等活动。乌帕替尼在 JAK 位点调节此信号传导通路,阻滞 STAT 的磷酸化和活化。

【临床应用】

本品用于治疗类风湿关节炎、银屑病关节炎等疾病。

1. 适用于对其他系统治疗(如激素或生物制剂)应答不佳或不适宜上述治疗的难治性、中重度特应性皮炎患者(成人和 12 岁及以上青少年)。

2. 适用于治疗中轴型脊柱关节炎、溃疡性结肠炎、中重度特异性皮炎、中重度活动性克罗恩病、中重度活动性银屑病关节炎、已进入临床三期的中度至重度活动性类风湿性关节炎。

【不良反应及注意事项】

1. 严重感染：避免在有活动性、严重感染（包括局部感染）的患者中使用乌帕替尼。

2. 超敏反应：已经报告了严重的超敏反应（例如，过敏反应）的患者不应使用乌帕替尼。

3. 胃肠道（GI）穿孔：监测有胃肠道穿孔风险的患者，并及时评估有症状的患者。

4. 疫苗接种：避免将乌帕替尼与活疫苗一起使用。

【药物相互作用】

1. 本品与阿巴美吡合用时，乌帕替尼的血清浓度可增加。

2. 本品与阿巴他普、阿达木单抗、阿地白介素、阿法赛特、阿伦单抗等药物合用时，产生不良反应的风险及不良反应的严重程度可能会增加。

3. 本品与胺碘酮合用时，乌帕替尼的代谢会降低。

【禁忌证】

已知对乌帕替尼中的任何赋形剂过敏者禁用。

制剂与用法

阿布昔替尼片 不建议将阿布昔替尼片与其他JAK抑制剂、生物免疫调节剂或其他免疫抑制剂联合使用。应在每天大致相同的时间口服阿布昔替尼。每日1次，可与食物同服或不同时服用。推荐剂量为100 mg。如果未实现充分应答，可以将剂量增至200 mg。

乌帕替尼缓释片 片剂可在有或无食物的情况下口服。药片应该整片吞服，不应被分割、压碎或咀嚼。类风湿性关节炎的推荐剂量为15 mg，每日1次；银屑病关节炎的推荐剂量为15 mg，每日1次。

思考题

1. 请分别阐述阿布昔替尼、乌帕替尼的药效是如何发挥的。
2. 请分别阐述阿布昔替尼、乌帕替尼的临床作用及不良反应。

本章小结

阿布昔替尼是JAK1抑制剂，主要用于对其他系统治疗(如激素或生物制剂)应答不佳或不适宜上述治疗的难治性、中重度特应性皮炎成人患者。乌帕替尼是一种JAK1抑制剂，主要用于治疗类风湿关节炎、银屑病关节炎等疾病。

第十八章

其　他

学习目标

1. 素质目标：能与患者及其家属进行沟通，并具有正确进行用药宣讲的能力。

2. 知识目标：掌握碳酸司维拉姆片、厄多司坦胶囊、奥木替韦单抗注射液的药理作用、注意事项；熟悉碳酸司维拉姆片、厄多司坦胶囊、奥木替韦单抗注射液的临床应用及不良反应。

3. 能力目标：具备根据适应证处理不良反应的能力。

本章主要介绍碳酸司维拉姆片、厄多司坦胶囊和奥木替韦单抗注射液三种药物。

碳酸司维拉姆片

【概述】

碳酸司维拉姆的化学名称为聚(丙烯胺-共-N,N′-二烯丙基-1,3-二氨基-2-羟基丙烷)碳酸盐。2023年1月18日,本品被国家医疗保障局、人力资源和社会保障部正式纳入《国家基本医疗保险、工伤保险和生育保险药品目录(2022年)》,为中国慢性肾脏病(CKD)患者带来新的治疗选择。

【药理作用】

碳酸司维拉姆是一种磷结合剂,能降低患者的血磷水平。

【作用机制】

碳酸司维拉姆为一种非吸收磷酸结合交联聚合体,不含钙或其他金属;含多个胺根,各通过一个碳原子连接到聚合体主链上。胺根以质子化形式存在于肠道中,并通过离子键和氢键与磷酸分子相互作用。碳酸司维拉姆通过结合消化道中的磷酸根并降低其吸收,可降低血清中的磷酸根浓度。

【临床应用】

本品主要用于控制正在接受透析治疗的慢性肾脏病(chronic kidney disease, CKD)成人患者的高磷血症。

【不良反应及注意事项】

1. 胃肠道不适,如胃痛和胃肠道轻微的出血,以及恶心、呕吐和腹泻等。溃疡病活动期患者禁用,血友病或血小板减少症患者禁用。

2. 哮喘患者会出现过敏反应(呼吸困难和皮肤反应)。故有哮喘、鼻息肉综合征,对阿司匹林和其他解热镇痛药过敏者禁用。

3. 偶有出现肝肾功能障碍、低血糖以及严重皮疹(包括多形性渗出性红斑)。小剂量乙酰水杨酸能减少尿酸的排泄,对易感者可引起痛风的发作。

4. 在长期使用本品时,由于缺铁性贫血,可能会发生一些中枢神经系统疾患,如头痛、眩晕、呕吐、耳鸣、视觉障碍及瞌睡。

【药物相互作用】

1. 对服用抗心律失常药和抗癫痫药的患者给予碳酸司维拉姆时,应特别谨慎。

2. 本品与环孢素、麦考酚酸莫酯和他克莫司同时应用时,观察到环孢素、麦考酚酸莫酯和他克莫司的血药浓度降低,但没有观察到相关临床后果。故应考虑对这些药物的血药浓度进行定期监测。

【禁忌证】

对本品任何成分过敏者、低磷血症患者、肠梗阻患者禁用。

厄多司坦胶囊

【概述】

厄多司坦胶囊属于呼吸系统疾病用药，适用于痰液黏稠者。

【药理作用】

厄多司坦属黏液溶解剂，为一前体药物，其分子结构中含有被封闭的巯基(-SH)，通过肝脏生物转化成含有游离巯基的活性代谢产物而发挥黏痰溶解作用。

【作用机制】

厄多司坦主要是通过含游离巯基的代谢产物使支气管分泌物的黏蛋白的二硫键断裂，改变其组成成分和流变学性质(降低痰液黏度)，从而有利于痰液排出。另外，本品还具有增强黏膜纤毛运转功能等作用。

【临床应用】

本品适用于治疗急性和慢性支气管炎及痰液黏稠所致的呼吸道阻塞。

【不良反应及注意事项】

消化系统：恶心，胃部不适，腹胀及胃肠道反应，故胃及十二指肠溃疡患者慎用，有严重肝、肾功能不良患者慎用。

【药物相互作用】

本品与茶碱合用不影响相互的药代动力学。本品与其他药物的相互作用尚不明确。

【禁忌证】

对本品过敏者以及严重肝肾功能不全者禁用。

奥木替韦单抗注射液

【概述】

奥木替韦单抗注射液是中国自主研发的重组人源抗狂犬病毒单抗注射液,用于成人狂犬病毒暴露者的被动免疫。

【药理作用】

奥木替韦单抗注射液含高效价的抗狂犬病毒单克隆抗体NM57(IgG1 亚型),能特异地中和狂犬病毒糖蛋白保守抗原位点Ⅰ中的线性中和抗原表位,从而阻止狂犬病毒侵染组织细胞,发挥预防狂犬病的作用。

【作用机制】

奥木替韦单抗与狂犬病毒 G 蛋白靶向性、特异性结合,包裹病毒颗粒,阻断狂犬病毒与细胞表面受体结合,使病毒无法侵入胞内增殖,消除病毒感染能力。

【临床应用】

本品用于成人狂犬病毒暴露者的被动免疫。本品适用于Ⅲ级狂犬病毒暴露者及按照Ⅲ级狂犬病毒暴露处置者的被动免疫,应联合使用狂犬病疫苗。

【不良反应及注意事项】

由于安全性数据主要是在本品与人用狂犬病疫苗联用状态下收集,且阳性对照组(狂犬患者免疫球蛋白组)也出现了类似的不良反应,因此尚无法完全明确上述可能的不良反应与本品的相关性。

【药物相互作用】

人用狂犬病疫苗与本品联用，可使本品暴露量降低约28%。临床研究显示，本品以小于或等于40IU/kg的剂量与人用狂犬病疫苗联用，安全性良好，且对疫苗诱导的主动免疫无明显影响。建议用药时权衡利弊，谨慎使用。

【禁忌证】

对本品的活性成分或辅料过敏者，以及有其他严重过敏史者禁用。

制剂与用法

碳酸司维拉姆片　片剂：0.8 g。推荐起始剂量为每次0.8 g或1.6 g，每日3次，随餐服药。药片应完整吞服，并且在服用前不应压碎、咀嚼或者打成碎片。

厄多司坦胶囊　胶囊制剂：0.15 g，0.3 g。口服，每日2次，每次0.3 g。

奥木替韦单抗注射液　注射制剂：200万单位(1 mL)/瓶。对判定为Ⅲ级狂犬病毒暴露者及按照Ⅲ级狂犬病毒暴露处置者，应当立即处理伤口并在暴露部位肌肉注射本品，且应联合使用狂犬病疫苗。本品按照20 IU/kg的剂量、依据暴露者体重计算注射剂量，1次足量使用。

思考题

1. 简述碳酸司维拉姆片的药理作用。
2. 厄多司坦胶囊的临床应用有哪些？

本章小结

碳酸司维拉姆是一种磷结合剂，主要用于控制正在接受透析治疗的慢性肾脏病成人患者的高磷血症。厄多司坦胶囊属于黏液溶解剂，适用于痰液黏稠者。奥木替韦单抗注射液是重组人源抗狂犬病毒单抗注射液，与狂犬病疫苗联合使用。

参考文献

[1] 国家药典委员会. 中华人民共和国药典(二部)[M]. 北京：中国医药科技出版社,2020.

[2] 国家药典委员会. 中华人民共和国临床用药须知：化学药和生物制品卷(2015 年版)[M]. 北京：中国医药科技出版社,2017.

[3] 陈新谦,金有豫,汤光. 新编药物学[M]. 18 版. 北京：人民卫生出版社,2018.

[4] 能方武,余传隆,白江秋,等. 中国临床药物大辞典：化学药卷[M]. 北京：中国医药科技出版社,2018.

[5] 范伟女,洪文轲,管琼峰. 盐酸美金刚治疗帕金森痴呆患者的疗效观察[J]. 中华全科医学,2015,13(05):722-724.

[6] 叶军,候双兴,潘丹红,等. 盐酸美金刚在改善帕金森痴呆患者认知功能和日常生活能力的疗效[J]. 中国医药导刊,2017,19(04):375-376.

[7] 王琼芬,梅宏辉. HPLC 法测定氨糖美辛肠溶片中吲哚美辛的含量[J]. 药学实践杂志,2000(02):91-92.

[8] 逯小萌. 高效液相色谱法测定氨糖美辛肠溶片中吲哚美辛含量[J]. 中国药业,2014,23(24):74-75.

[9] 马欣,张中斌,张玉,等.腰痹通汤联合氨糖美辛肠溶片治疗退行性腰椎管狭窄症56例[J].河南中医,2016,36(05):879-881.

[10] 刘丽,田春,彭明清.酮咯酸氨丁三醇临床镇痛应用的研究进展[J].儿科药学杂志,2015,21(03):60-63.

[11] 邓娜娜,董明远.酮咯酸氨丁三醇和芬太尼对于胸科手术术后镇痛的影响[J].临床医药文献电子杂志,2018,5(41):12-13.

[12] 黄娅娟,夏丽君.酮咯酸氨丁三醇用于急诊骨折后镇痛的疗效观察[J].临床急诊杂志,2010,11(02):98-101.

[13] 边振甲.对我国新药研究由仿到创转变中方针和政策的几点建议[J].中华医学科研管理杂志,1994(02):9-12.

[14] 张广洲,王凤山.对我国新药研发现状的几点思考[J].齐鲁药事,2007(01):37-38.

[15] 张黎黎,林芸锋,田玲.全球新药研发现状与部分国家研发策略简析[J].医学研究杂志,2009,38(12):7-9.

[16] 杨波,黄泰康.世界新药研发趋势[J].中国药物经济学,2009(01):44-48.

[17] 丁凤琴.我国新药研发动力不足现状分析[J].海峡药学,2012,24(12):289-291.

[18] 苏建英,赵艳丽.我国新药研发现状及前景浅析[J].世界最新医学信息文摘,2002(05):367-368.

[19] 赵娜娜,孙利华.中国医药产业新药研发能力研究[J].中国医药工业杂志,2018,49(09):1321-1326.

[20] 郭跃伟.海洋生物:未来新药的重要来源[J].科学,2001,

53(06):24-26.

［21］中华人民共和国国家卫生健康委员会办公厅.新型冠状病毒感染诊疗方案(试行第十版)［EB/OL］.(2023-01-06)［2023 - 01 - 30］. http://www. nhc. gov. cn/y1yjs/pqt/202301/32de5b2ff9bf4eaa88e75bdf7223a65a.shtml.